重庆市第九人民医院简介

重庆市第九人民医院位于北碚城区，由著名爱国主义实业家卢作孚先生于1927年创立。抗战爆发后，国立江苏医学院(今南京医科大学)于1939年搬迁到此，其附属医院(今江苏省人民医院)也在此开诊。历经90余年的建设，医院目前已发展为国家三级甲等综合医院、重庆市急救医疗分中心、重庆北部区域医疗中心、重庆医科大学北碚附属医院、西南大学附属医院。

医院有1个本部和3个分院，占地面积100亩，建筑面积11万平方米。目前编制床位1200张，在岗员工1650人。其中，高级职称技术人员219人，博士、硕士生(含在读)222人。现拥有价值上亿元的各种先进的医疗仪器设备。

医院通过实施人才强院战略，专科水平和综合实力有了较大提升，2019年获批设立市级博士后科研工作站。现有2个省部级"中心"，21个省部级重点学科(专科)、特色专科，9个区级重点专科。医疗服务人口辐射重庆北部、四川等500余万人，年均收治门诊病人70余万人次，收治住院患者4万余人，开展各类手术万余台。

目前，医院成本管理研究全国领先、儿童孤独症康复治疗西部领先、医教研综合实力重庆市北部领先。未来，医院将努力完善"一体两翼"的功能布局，着力提高学科特色水平，提高办院治院能力，提高医疗服务能力，提高公共卫生应急能力，不断丰富附属医院内涵，促进医院医教研协调协同发展。

总主编简介

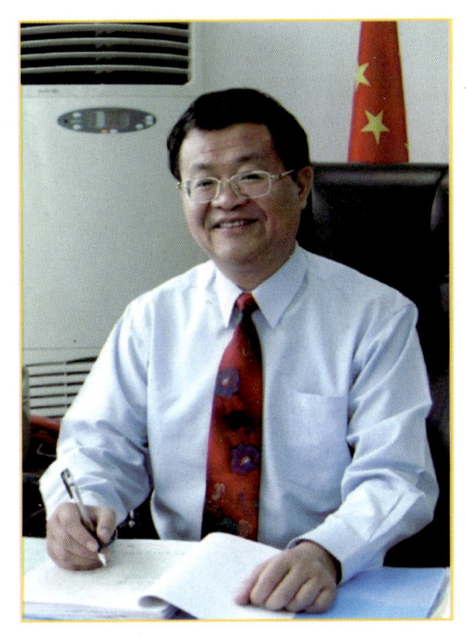

张培林：一级主任医师，教授。

重庆市医院成本管理研究中心和重庆市医学重点研究室——医院成本控制研究室创始人。

现任重庆市医院成本管理研究中心主任、重庆市卫生经济学会会长、重庆市第九人民医院博士后科研工作站站长兼首席专家。兼任中国县域医院院长联盟医疗保障与支付制度管理学组专家、国家标准“全国公立医院成本管理办法”编制组专家、世界银行项目医院标准化成本核算体系课题组负责人、中国医院品质管理联盟平衡计分卡专委会名誉主任。

曾任重庆市第九人民医院传染科主任、大内科主任、副院长，1998年5月至2016年1月任重庆市第九人民医院院长。2001年5月至2005年3月同时兼任北碚区卫生局局长，2005年9月至2010年8月兼任重庆市第九人民医院党委书记。

荣获全国五一劳动奖章、北碚区首届杰出人才奖(2009年)和北碚区突出贡献奖(2012年)等奖励；被评为全国先进工作者、全国优秀医院院长、全国医院管理杰出院长、全国百姓放心示范医院优秀管理者、中国卫生经济优秀工作者；还被评为重庆市百名优秀专业技术人才、重庆市传染病学术学科带头人、重庆市卫生系统优秀共产党员、重庆市卫生系统优秀青年、重庆市“非典”防治先进个人、重庆市职工信赖的好书记、北碚区优秀共产党员；被聘为原卫生部医院质量管理专家库成员，享受政府特殊津贴。

曾多次受到党和国家领导人以及重庆市委、市政府领导的亲切接见。

为中国医院成本管理研究重点学科创始人，先后建立了重庆市第九人民医院医院成本控制研究室、重庆市医院成本管理研究中心、博士后科研工作站。率领的团队，不仅在医院成本管理基础研究层面承担世界银行项目和国家标准编制重点课题或项目，还在应用层面做出了重要贡献：全国首创“1+1大于2”的“五合”理论与实践；从战略性医院成本管理角度节约和盘活国有资产；全国首创把医院人力成本发展为人力资源直至人力资本，对所管理的医院分配体系进行改革，创建了奖金“模糊弹性”发放机制；全国首创公立医院支出向预防倾斜、为患者节约医疗支出的医院健康教育促进模式，并向全国推广；全国率先引入平衡计分卡用于公立医院质量安全和成本支撑规律研究并形成理论体系；在中国西部率先创办三甲医院直办的社区卫生服务中心，使优质医疗资源向基层倾斜并形成全国示范模型。在健康中国战略背景下，率先在全国提出“五联动”“五对接”“五破除”等先进理念。

目前，以深化建设博士后科研工作站为契机，以“五联动”“五对接”“五破除”为指导，带领团队正在从“转化、完善、未来”三个方向深入工作：“转化”即将已研究较成熟的科研成果进一步转化为社会生产力；“完善”即在正在研究的领域加快完善成果体系，如民营医院质量安全与成本支撑逻辑关联研究、互联网医疗生存发展与成本支撑逻辑模式研究、不同成本支撑条件下互联网医疗生存发展模式研究等；“未来”即根据《“健康中国2030”规划纲要》并结合成研中心人员力量，不断拟定研究方向，为新时代健康中国做出应有的贡献。

医院成本控制研究室系列丛书

点值法在中国公立医院运用创新的理论与实践

DIANZHIFA ZAI ZHONGGUO GONGLI YIYUAN
YUNYONG CHUANGXIN DE LILUN YU SHIJIAN

重庆市第九人民医院医院成本控制研究室 编
总主编 张培林

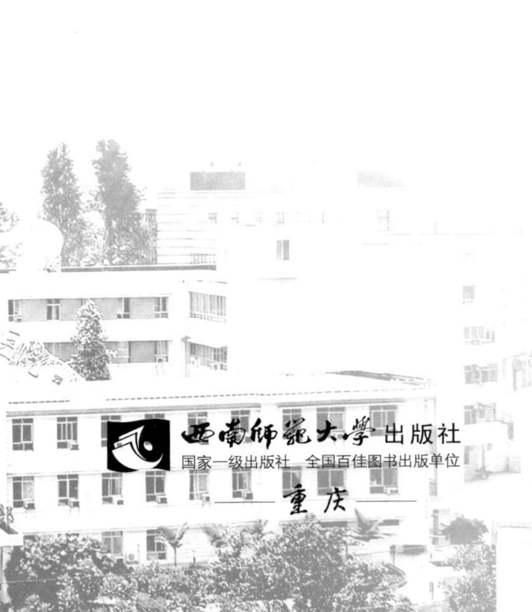

西南师範大學出版社
国家一级出版社 全国百佳图书出版单位
重庆

图书在版编目（CIP）数据

点值法在中国公立医院运用创新的理论与实践 / 重庆市第九人民医院医院成本控制研究室编. — 重庆：西南师范大学出版社, 2020.6
（医院成本控制研究室系列丛书）
ISBN 978-7-5697-0316-0

Ⅰ. ①点… Ⅱ. ①重… Ⅲ. ①医院 - 成本管理 - 研究 - 中国 Ⅳ. ①R197.322

中国版本图书馆CIP数据核字（2020）第103952号

点值法在中国公立医院运用创新的理论与实践

DIANZHIFA ZAI ZHONGGUO GONGLI YIYUAN YUNYONG CHUANGXIN DE LILUN YU SHIJIAN

重庆市第九人民医院医院成本控制研究室 编

责任编辑：杜珍辉
责任校对：秦　俭
封面设计：尚品视觉 CASTALY 周　娟　钟　琛
出版发行：西南师范大学出版社
重庆·北碚　邮编：400715
网址：www.xscbs.com
邮　　编：400715
经　　销：新华书店
印　　刷：重庆紫石东南印务有限公司
幅面尺寸：185 mm×260 mm
印　　张：11.5
插　　页：3
字　　数：220千字
版　　次：2020年6月第1版
印　　次：2020年6月第1次印刷
书　　号：ISBN 978-7-5697-0316-0

定　　价：45.00元

·编委会

BIANWEIHUI

丛书主编 张培林（重庆市医院成本管理研究中心）

本册主编 张培林（重庆市医院成本管理研究中心）

常务副主编 谭华伟（重庆市医院成本管理研究中心）

副主编 阳　光（重庆市第九人民医院）
王　毅（重庆市第九人民医院）
颜维华（重庆市第九人民医院）
刘　宪（重庆市医院成本管理研究中心）
程　伟（重庆市医院成本管理研究中心）

本册主审 许树强（国家卫生健康委）

副主审 郝秀兰（《中国医院》杂志社）

编者（排名不分先后）

重庆市医院成本管理研究中心

张培林　刘　宪　程　伟　皮　星　郑万会　张　云
朱秀芳　朱小玲　谭华伟　彭　琳　程　敏

重庆市第九人民医院

阳　光　王　毅　龙　攀　颜维华　高小玲　王　佾
朱在枝　穆晓霞　叶江川　蒋明东　游　倩　江才明
陈　维　冯裕星　汪克丽　程吉英　李铁军　李红樱
宋建宁　袁晓英　陈玉英　邹显玲　王　丹　吕　毕
王力思　陈　渝　黄春晓　袁　敏　徐中林　李金美
张　霞　李晓军　苏　琦　杨　莉　李昌平　王　海
陈胜强　刘　丹　孔德明　陈　莉　路晓钦　谢成彬
曾丽芳

重庆医科大学

张明昊　陈　菲　于　雪

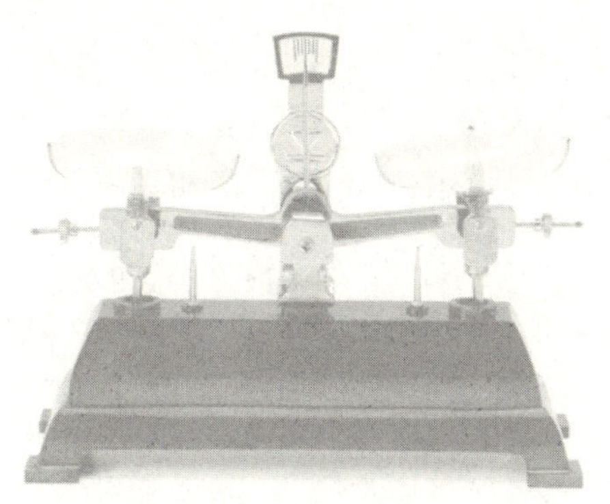

XUYAN 序　言

重庆市医院成本管理研究中心近两年依托博士后科研工作站，在医院绩效管理和医疗项目成本核算方面建立了国际标准、国家标准，其医院成本管理的创新贡献获改革开放40周年全国医管精典案例奖……一系列令人瞩目的成绩。我们心怀极大热情将上述创新成果编撰成书，以飨读者。

我们认为，此书虽是管理专著，但如行业标准，更胜操作指南，能够极大地满足相关读者的急迫需要，是新医改背景下，中国公立医院绩效管理方面的一部创新力作！

一、是管理专著

此书是一部管理专著，也是方法学的指引，其围绕点值法在国内外的应用及现状，详述了点值法在美国的演变历程、计算方法、检讨机制以及对医院和医生的影响等；同时还对点值法在我国的实践概况、中美实施差异，以及新支付制度下的创新点进行了论述，提出了国内点值法的工作量绩效模式、医师费率模式、本土创新模式等，并探讨了新支付制度下点值法可能出现的新特点，使读者能够全方位地了解点值法的初貌。图书层层剖析，逻辑严密，使创新点值法的实践操作一览无遗。书中所言既秉承了医院财务精神，又满足了广大卫生行政管理者、医院管理者、医务工作者的阅读需求，其内容深入浅出，读者可以按图索骥构建自己的点值体系。

二、如行业标准

此书第二部分围绕创新进行了理论设计，包括：一、“五联动”，即关于成本核算、医疗定价、支付制度、补偿机制、薪酬制度的“五联动”，使点值法既考虑医院的内外环境，又反映医院发展战略，也能够在具体操作中平衡兼顾;二、“五对接”,即与项目的真实成本对接、与当地医疗服务项目的价格对接、与“健康中国”战略及薪酬制度改革对接、与公立医院绩效考核指标及国家规范对接、与未来的DRG(疾病诊断相关分组)支付制度的实施对接,能够为国家的相关政策提供决策参考;三、“健三角”的内涵和运营机制,现代健康医疗服务供给体系由医生、医院、医保三大部分构成,因此,医生、医院、医保三者统称医疗服务供给体系的“健三角”。

此书内容严谨、数据翔实,巧妙地将重庆市医院成本管理研究中心团队参与的国际标准、国家标准以及基层医务人员的心声融入其中。

三、更胜操作指南

此书第二章的后半部分列举的点值法科室案例(放射科、康复疼痛科、消化内科),代表了公立医院的医技、临床科室体系,其条项式的操作方式可让读者的实践操作变得更加容易:文中贯穿了点值法评价原则、评分方法选择、项目点值形成机制以及评价指标体系、各评价指标标准化评分定义说明,还对以成本核算为基础,以BSC(平衡计分卡)战略和RBRVS(以资源为基础的相对价值表)人力价值为支撑应用DRG的构想进行了初步阐述。此书详细阐述了评估体系产生的背景、指标和权重设置、实施过程的特点以及各评估体系的优劣等。通过各种简单实用的表格、公式和实战案例,读者可以得到一种胜过操作指南般的体验。

此书凝结了著者团队在医院管理,尤其是卫生经济领域的研究精华,其既非应急之篇,也不属于应景之作,在此我们特向广大读者郑重推荐。

本书编委会

2020年6月

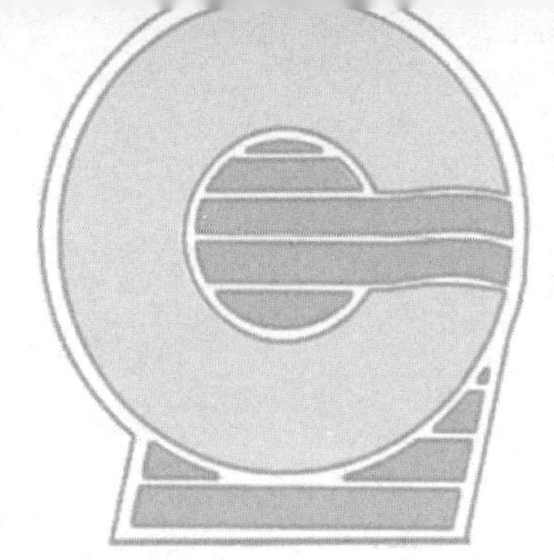

QIANYAN 前 言

伯克说:时间是伟大的导师。但每个人对“导师”的理解却各不相同。

我在担任重庆市第九人民医院这家三甲综合医院院长的18年里,对医院成本管理的感悟可概括为“一个特点”、“两个方面”、“三大定位”、“四重境界”及“五个领先”。“一个特点”:研究型管理者要做到“点线面”结合。“点”是要有实践创新点;“线”是要根据这些实践创新点形成创新理论;“面”就是要将这些创新理论通过课题、论文、报告、专著等进行总结和扩充,形成知识体系。“两个方面”:始终要把质量安全与成本支撑这两方面的相关规律研究,作为我们根据中央精神,结合医院实际进行改革的研究重点。“三大定位”:管理者要对医院的发展有明确的定位,重庆市第九人民医院这个中等规模的医院通过20年低成本差异化发展,逐步形成了医院成本管理研究全国领先、儿童孤独症康复治疗西部领先、医教研综合实力重庆市北部领先的“三大定位”。“四重境界”:由低至高指研究型管理者心中要有把医院发展好为当地百姓服务、形成可复制可在全国推广的经验、将部分管理经验形成国家标准、力争使医院在国际有一定影响力的目标。“五个领先”:一是在全国首创资产重组的“五合”理论,成果写进了2009年新医改方案;二是全国首创奖金“模糊弹性”发放理论;三是全国首创医院健康教育“一二三四”模式;四是首先在全国将平衡计分卡(BSC)应用于质量安全与成本支撑的医院管理体系;五是在中国西部首创了全国三甲医院直接兴办社区卫生服务中心的模式。研究型管理者要力争上游,使医院成为行业标杆。重庆市第九人民医院目前在国内做到了上述“五个领先”。这些理论或者实践领域的领先给我个人和医院带来了一系列的荣誉,比如我个人荣获了全国五一劳动奖章,医院被评为全国健康促进示范医院等。

我在担任重庆市卫生经济学会会长的过程中,从政府、医院、患者等多重视角来看待财政对卫生的投入、医保基金的使用、患者的支付能力，逐渐领悟到公立医院运行中的“三个五”和“六个转变”。“三个五”包括“五联动”、“五对接”和“五破除”。“五联动”，即关于成本核算、医疗定价、支付制度、补偿机制、薪酬制度的“五联动”；“五对接”，即与项目的真实成本对接、与当地医疗服务项目的价格对接、与“健康中国”战略及薪酬制度改革对接、与公立医院绩效考核指标及国家规范对接、与未来的DRG支付制度的实施对接；“五破除”是破除“医院绩效考核与经济指标挂钩、以药养医、以耗材养医、以促销贿医、以检验养医”。“六个转变”包括以下六个方面的发展转变。一是从做课题到做标准的转变。在课题上中标世行项目和国家社科基金等多层级课题，同时将主要精力放在参与医院标准化成本核算等3个国家标准的创建上。二是从有人做到创建研究平台做的转变。比如我们自主创建了成研中心和劳模创新示范工作室，还与西南大学和重庆工商大学分别共建研究所。三是从国内到国际的转变。BSC、成本核算、RBRVS（点值法）等医改、医管类研究国内闻名。医院标准化成本核算研究取得国际突破。四是从培养财会人才到培养复合研究型人才的转变，即从培养卫生经济团队的财会人才转变到培养财务专业人才、医院成本管理人才等复合研究型人才。五是从卫生经济学术研究延伸到进一步贯彻党的健康中国方针的转变。比如我们的建言献策曾受到中央巡视组的高度赞誉，并发表在《健康报》《中国社会科学报》上。六是从创新研究到创造价值的转变。比如成研中心的点值法本土化创新理论等在多个医院开始试行。成研中心指导鄂钢医院改制成功，为中国医改树立了一个成功的操作模型，还与金算盘软件公司合作，实现创利5亿元。

……

我在2010年成为全国劳模，后成为劳模创新示范工作室负责人，2019年成为博士后科研工作站站长兼首席专家……一直以来，我孜孜以求，在六个方面做出了些成绩：一是创建了医药行业的一些国际标准，比如医院标准化成本核算体系标准；二是创建了医药行业的一些国家标准，比如全国公立医院成本核算办法等；三是中标国家社科基金项目，比如“供需方视角下政府对公立医院投入的对比研究”（14BGL112）；四是为国家医疗保障局和重庆市发改委的物价制定提供决策依据；五是不断延伸研究平台，做到院校结合、院企结合，对企业发展产生了很好的效果；六是立德、立功、立言，比如对医院成本管理系列学术成就进行了整理……

为此，我和团队整理上述成果和心得，呈书于此。

本书是我带领团队“立言”的系列丛书之一，全书包含两大部分：

第一章分析国内外点值法应用的背景与现状，分为三部分内容：一是美国RBRVS发展背景与现状，详细阐述了RBRVS在美国的产生、发展、演变的历程，也呈现了美国版点值法操作的三种计算方法，以及该国实施点值法的检讨机制，并对其对医院和医生的影响作了分析；二是我国RBRVS实践概况，其中对大陆地区和台湾实施点值法的背景进行了对比分析，阐述了台湾的三种版本点值法的适用性，以及我们要实施创新版点值法的必要性；三是RBRVS实施背景差异简析，分析了中美两国卫生总费用规模与结构差异、医生薪酬与人力成本差异、医疗体系开放程度差异、医疗服务价格形成机制差异等。其中论述了我国点值法的工作量绩效模式、医师费率模式、本土创新模式，由此得出新支付制度下点值法可能出现的新机制、新体系，比如专科间串联机制、基于点值体系的收付费一体化机制、人力技术价值评估和医院成本核算的整合机制、医务人员人力技术价值评价体系和支付标准点值体系等。

第二章简要阐述重庆市医院成本管理研究中心创新版点值法实践情况：首先详尽介绍了我们团队近几年在新医改下、在新公共卫生事件中、在国家卫健委对公立医院的绩效指标全国大考中，所面临的“五联动”和“五对接”，指出了新形势下医生、医院、医保三者构成的医疗服务供给体系“健三角”的内涵和运营机制，探讨了点值法评价原则、评分方法选择、项目点值形成机制等内容。其次选择重庆市第九人民医院放射科、康复疼痛科、消化内科等科室为代表案例，介绍了不同科室评估体系产生的背景、指标选择和权重设置的过程等内容，使读者能够了解点值法在不同科室实施的全过程，从而为后续实战性操作打下基础。

总之，本书紧扣中国实情，着重实用性知识的介绍，期望能为各级各类医院管理者、医学高等院校师生、政府机关及其他企事业单位管理者提供有益的借鉴。

虽经三载反复推敲，数十次易稿，仍心中忐忑，冀求方家之批评与建议，复望同行切磋，先行诚谢！

2020年6月于重庆

目录

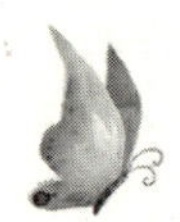

第一章 国内外点值法应用的背景与现状

CHAPTER 1

导读

医院既是救死扶伤的机构，也是一个经营实体。涉及经营，就绕不开医务人员“钱怎么来”“钱怎么分”的问题，这皆是医务人员劳动价值的货币体现的原始命题。医院这种实体，有医学道义属性，但也有一定的“市场属性”。所以医院这种实体很复杂。

RBRVS(Resource-based relative value scale，以资源为基础的相对价值表)是诞生于美国的评价医务人员劳动价值的工具，它不仅是“钱怎么分”的绩效模式，也与“钱怎么来”密切关联，并在不断地改进。部分国家与地区还把RBRVS作为医保支付的依据之一。我国台湾地区改良版RBRVS在我国大陆地区医院应用较多。

我国从计划经济向市场经济转轨过程中，医务人员薪酬也分别经历过“大锅饭”、KPI(Key Performance Indicator，关键绩效指标)法、MBO(Management by Objectives，目标管理)、BSC(Balance Score Card，平衡计分卡)等改革尝试。随着价值医疗的兴起和DRG(Diagnosis-Related Groups，疾病诊断相关分组)的准备实施，RBRVS已成为不少地区医院对医务人员劳动价值评估的工具选择。但由于中国与其他国家与地区的背景不同，社会对医务人员劳动价值的地位与作用存在认知差异，导致医疗服务项目中的人力价值的货币体现程度较低。这成为RBRVS运用中的一大难题。

本章具体阐述了美国RBRVS各阶段的技术体系。在此基础上，重点研究了RBRVS在我国医院内部绩效分配的实践概况，并简述了我国大陆地区与我国台湾地区以及中外RBRVS实施背景差异。

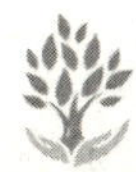

第一节 美国RBRVS发展背景与现状

一、美国RBRVS产生背景

美国推出RBRVS拟解决以下3个问题：一是当时的支付制度不能解决医师费快速上涨的困境。20世纪七八十年代，美国医师费快速上涨，上涨率远高于经济增长率、卫生总费用增长率、医院费用增长率，导致对医师支付的费用严重超标，Medicare（一种医疗保险，受众多为老年人）支付的医师费更是超过了政府财政负担能力。据统计，1980年美国医疗卫生总支出是1956年的7倍，1975—1987年Medicare支付给医疗机构或自由执业医生的费用每年增长率高达15%，而同期美国国民生产总值的年增速仅为7.9%。1980年代后期，美国国会针对Medicare医师费困境实施了医师费最高限额制、限制收费制两项改革，但在控制医师费方面均未取得显著的效果。二是医师费支付存在多种不公平问题。医师费支付在不同专科间、不同资历医师间、不同医疗服务间、不同执业区域间存在很多不公平之处。比如属于外科系统的医师常依靠一些高科技的昂贵设备获得较高的收入，而内科系统的医师必须依赖长久所累积的知识和经验诊断疾病但收入较低，这导致美国医师在专科分布、执业场所分布、区域分布上不均衡，当时的医疗管理机构担心这会导致未来某些专科医师出现短缺。三是非必需的医疗服务太多，过度医疗较严重。根据研究报告，当时美国永久性心律调整器中有20%的医疗资源消耗属于非必要，冠状动脉血管造影及上消化道内窥镜有17%的医疗资源消耗属于非必要。根据已有机构和学者的报道，当时总体有20%—40%的医疗费用属于浪费资源。

因此，当时美国社会舆论期待开发一套既能准确反映医师资源投入情况，又能驱使医师适当规范地使用医疗资源、主动控制成本、提供高质量医疗服务的新医师费支付制度，以合理分配医疗资源，解决平衡住院医师的专科选择、执业地点等问题。当时美国政府对医师费改革有4种选择：一是修改当时以“习惯、现行、合理”（Customary，Prevailing and Reasonable，CPR）为原则的给付方法；二是按疾病诊断相关分组（Diagnosis Related Groups，DRGs）的类似方法支付医院费，开发新医师支付制度；三是改采HMO（Health Maintenance Organization，健康维护组织，一种管控型医疗保险公司）的论人计酬支付制度的类似制度；四是以相对值为基础的医师费制度取代CPR。在社会舆论期待医师支付制度改革氛围下，美国国会于1986年成立医师费改革委员会，并在1987年的报告中建议采用以资源为基础的支付表。因而，美国卫生筹资管理局（Health Care Financing Administration，HCFA）在

1989年建立了以RBRVS为基础的支付标准来取代CPR支付制度。

二、美国RBRVS结构及其演变

RBRVS是依据医师在为患者提供诊疗服务过程中所耗费的资源成本来客观合理地评估其服务酬金的方法。RBRVS系统由哈佛大学公共卫生学院萧庆伦研究团队在美国医学会支持下于1980年代中后期开发，以实际耗用资源作为支付的依据，来消除不同专科间、医疗服务间、地理区域间支付不公平的困境；其基本思想是通过比较医师服务中投入的各类资源要素成本的高低来计算每次服务的相对值，即相对价值比率(Relative Value Units，RVUs)，并结合服务数量及服务费用总预算计算RVUs的货币转换因子(Conversion Factor，CF)，可通过该因子与每项服务RVUs的乘积推算出该项服务的医师价格。

（一）美国RBRVS结构演变历程

1.哈佛RBRVS初期研究结构(1985—1991年)

在美国医学会及其子专科医学会(AMA/Specialty Society，AMA即American Medical Association)的支持下，哈佛大学萧庆伦教授主导的研究团队联合相关临床技术专家、统计学专家于1985—1988年开展了美国全国性的以资源投入为基础的相对值研究。Harvard(哈佛)RBRVS研究初期，医师在为患者提供诊疗服务的过程中所耗费的资源成本包括3个部分。第一，医师投入总工作量(Total Work，TW)，具体包括执行服务所需要的时间、技能与体力劳动、脑力劳动与判断、因担心患者的医源性风险医生所产生的心理压力等4部分。第二，执业成本(Practice Expense，PE)，具体包括办公室租金、设备成本、药品及耗材成本、医师之外的人力成本、附加福利费、折旧费用、医疗责任保险费等7类。第三，分期偿还医师所受专业培训的机会成本(Amortization for Special Training，AST)，具体包括在医学院为了成为一名合格的专科医师接受训练而减少的收入，在住院部实习期间与正式医生的收入差距。

由于医师投入总工作量是以医疗服务项目为单位，而执业成本和分期偿还医师所受专业培训的机会成本是以专科为单位，因此在Harvard RBRVS研究初期计量模型的构建中，是将医师投入总工作量、执业成本、机会成本3种相对值(指数)相乘后串联为单一的总相对值，计算公式如下：

$$RBRVS=TW\times(1+RPC)\times(1+AST)$$

其中，TW为医师投入总工作量相对值，主要通过在18个专科中挑选的2000名医师对本专科的医疗服务进行主观的量化评估，确定该项服务的工作总量。

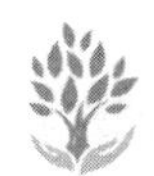

RPC为专科执业成本相对值指数(Index of Relative Specialty Practice Costs),主要通过收集现有资料,以普外科为标准测算每一专科的相对执业成本指数。PE=(1+RPC)。AST为专科医师训练机会成本分摊指数(Index of Amortization Value for the Opportunity Cost of Specialty Special Training),也是通过收集现有资料,测算机会成本的相对分摊指数。医师投入总工作量、相对执业成本指数、机会成本分摊指数具体计算方法可详见后一部分。

2.Medicare RBRVS立法结构(1992年至今)

Harvard RBRVS的专科执业成本相对值指数和专科医师训练机会成本分摊指数计算方法因存在诸多不完善而在美国国内受到诸多批评:

第一,执业成本计算是以专科而非以S/P(Service/Procedure,医疗服务)为单位,导致同一专科内部所有的S/Ps执业成本相对值占比均相同,事实上同一专科内部各个S/P执业成本相对值占比应有所差别。

第二,将执业成本与医师工作量挂钩,导致医师工作量变动时会影响执业成本同比率变动,事实上两者不一定呈现同比率变动。

第三,没有考虑地理区域性物价因素引起的执业成本的差异。

第四,将医疗纠纷保险费纳入RPC中,无法体现为预防医疗事故各专科缴纳保险费的区别。

第五,专科医师培养、培训机会成本摊销机会成本无法获得共识,因为接受较多培养、培训的专科AST较高,易使得跨专科的S/Ps在不同专科的支付不同。

由于各方均认为医师投入总工作量应与职业成本彼此独立,经过多次研究、检讨,最后由HCFA进行了修正,形成Medicare RBRVS,具体修正办法为:一是改变Harvard RBRVS专科执业成本相对值指数计算方法,将医疗事故责任保险从开业成本中分离出来单列,同时删除了存在较大争议的专科医师训练机会成本分摊指数;二是增加执业费用相对值和医师医疗事故责任保险费相对值(Malpractice Expense,MP,即下文的医疗纠纷费用);三是将医师投入总工作量、执业费用、医疗纠纷费用三种相对值,利用成本占比转化为共同基准后相加,形成各项医疗服务项目总相对值;四是以CPT-4(Current Procedural Terminology,4th Edition)中编号为"99213"的医疗服务项目总相对值作为基准(相对值设定为"1"),将全部项目的总相对值进行调整,从而获得Medicare RBRVS;五是HCFA考虑到美国各州经济发展水平存在差异、物价水平差距较大,将RBRVS的医师投入总工作量、执业费用、医疗纠纷费用3种相对值分别以不同的地区调整因子(Geographic Practice Cost Index,CPCI)进行物价调整。Medicare RBRVS的计算公式为:

RBRVS=(wRVU×wCPCI)+(peRVU×peCPCI)+(mpRVU×mpCPCI)

wRVU、peRVU、mpRVU分别表示医师投入总工作量、执业费用、医疗纠纷费用相对值，wCPCI、peCPCI、mpCPCI分别表示医师投入总工作量、执业费用、医疗纠纷费用的地区调整因子。执业成本、医疗纠纷保险费相对值计算方法详见后一部分。

（二）美国RBRVS货币转换

由于Medicare RBRVS本身无单位，需通过CF将其转换成美元来支付医师费。CF值由各地区所有医疗服务项目总相对值，结合服务数量及服务费用总预算推算而来。各医疗服务项目支付标准计算公式如下：

Medicare Fee Schedule(MFS)=RBRVS×CF

三、美国RBRVS计算方法

（一）医师总工作量相对值计算方法

1985—1988年哈佛大学萧庆伦研究团队主导开发了医师工作量相对值计算技术，1989年美国国会和老布什政府将医师工作量相对值计算技术纳入《综合预算调解法案》(*Omnibus Budget Reconciliation Act*，OBRA)进行立法，并要求HCFA于1992年在全美全面推开。1992年美国资源相对值支付制度执行初期，医疗保险收费表(Medicare Fee Schedule，MFS)包含大约7500项S/Ps，其中大部分医师工作量相对值来自哈佛大学萧庆伦研究团队。

一般而言，大部分居民知晓医师门诊、手术、查房、咨询等服务中的工作量，但对医师在门诊前需查阅病历了解患者病情、看X射线摄影胶片、看检验报告、与其他专科医师讨论病情、与医疗辅助者共同准备等服务前工作量，以及病历书写、与专家或病人或病人家属沟通后续工作等服务后工作量鲜有了解。萧庆伦研究团队将医师工作量划分为服务前、服务中、服务后3种，其中服务中工作量为服务前、服务中工作量计算的基础。

萧庆伦研究团队医师总工作量相对值计算主要包括以下5个步骤，每个步骤下面包含了多个彼此独立的小步骤：

表1-1　萧庆伦研究团队医师总工作量相对值计算步骤*

步骤	步骤内容	具体操作
步骤一	通过全国性抽样调查计算代表性S/Ps服务中医师工作量相对值	·在美国医学会支持下成立14个技术咨询团(Technical Consulting Groups,TCGs) ·通过全国性问卷调查计算373项代表性S/Ps服务中医师工作时间及工作量相对值 ·检验代表性S/Ps服务中医师工作量相对值信度、效度
步骤二	跨专科串联,开发各专科服务中医师工作量相对值共同量表	·成立跨专科咨询小组CSP(Cross-specialty Panel) ·确定跨专科连接对 ·检验及修正跨专科连接对 ·开发各专科服务中医师工作量相对值共同量表
步骤三	计算代表性S/Ps服务前、服务后医师工作量相对值	·计算代表性S/Ps服务前、服务后操作时间 ·计算代表性S/Ps服务前、服务后*W/T*(Total work/Time)值 ·计算代表性S/Ps服务前、服务后医师工作量相对值
步骤四	计算代表性S/Ps医师总工作量相对值	·加总代表性S/Ps服务前、服务中、服务后医师工作量相对值,形成代表性S/Ps医师总工作量相对值
步骤五	外推未调查S/Ps医师总工作量相对值,开发各专科医师总工作量相对值共同量表	·将S/Ps归类成家族 ·家族内部推导形成所有S/Ps总工作量相对值

1.步骤一:通过全国性抽样调查计算代表性S/Ps服务中医师工作量相对值

(1)成立14个TCGs。

在美国医学会支持下,萧庆伦研究团队研究了35个子专科医学会(其中18个专科由HCFA经费支持、6个专科由外来经费支持、11个专科无经费支持)推荐的医师名单,综合考虑地理分布、学术性与社区执业的均衡性后,决定每个专科选择1—5名资深医师,总计100位组成14个TCGs。TCGs的任务概述如下:

一是确定各专科的基准项目。TCGs在各专科中选择1个经常执行、内容变化不大、工作量适中的S/P作为基准项目,作为其他项目评价的参考标准。

二是在每个专科中选择22—26个代表性S/Ps(18个专科共373个S/Ps)进行全国性问卷调查。选出的S/Ps有四个基本特征:需要涵盖评估及管理类、侵袭类、实验诊断类、造影显像类等4大类;需尽量包括各种程度工作因素的投入;经常执行且重要;由多个专科执行。

三是列出每项代表性S/P的具体病例描述、CPT-4代码。其目的是在全国性问卷调查时,受调查医师对各项代表性S/P的认知趋于一致。

(2)通过全国性问卷调查计算373项代表性S/Ps服务中医师工作时间及工作

*全书图表与正文有一定关系,是对正文很好的补充。但正文中不一定有相关语句直接与图表相对应。与作者沟通后,本文在正文部分不注明表序号和图序号,后文同。

量相对值。

一是建立受调查医师的纳入排除标准。在美国医学会、美国口腔和颌面部外科医生协会(American Association of Oral and Maxillofacial Surgeons，AAOMS)的医师档案中，排除住院部的医师、65岁以上的医师、每周执业时间少于20小时的医师、地址不详的医师。

二是对医师进行分层随机抽样调查。将美国划分为10个地区，依照各地区医师占比进行分层随机抽样调查。以回收率为60%—70%、每个专科回收100份调查问卷为目标，最终在每个专科抽取大约170人进行全国性问卷调查。

三是设计调查问卷内容。医师服务中工作量调查问卷内容包括医师总工作量(total work)、[服务时间(time)、脑力劳动与判断(mental effort and judgment)、技能与体力劳动(technical skill and physical effort)、心理压力(psychological stress)]等。

四是采用定量评估法对各S/P进行评分。首先，样本医师估计个人执行各项S/P所需时间；其次，以定量评估法推导专科内部各项代表性S/P的相对值。具体操作：将基准项目医师总工作量、脑力劳动与判断、技能与体力劳动、心理压力均设置为100，计算其他代表性S/Ps所需要的医师总工作量、脑力劳动与判断、技能与体力劳动、心理压力相对于基准项目的相对值。

五是数据修正。因担心调查数据不符合正态分布，萧庆伦研究团队将问卷调查所得结果取10为底数进行对数转换，对数转换后逐次去除3个标准差以外的极端值(outlier)，至无3个标准差以外极端值为止。再以估计极大化算法(Estimation Maximization Algorithm，EMA)补全所有极端值和遗失值后，将所有对数的平均值进行反对数转换，得出该专科问卷调查S/Ps的全部医师服务中工作量相对值。

(3)代表性S/Ps服务中医师工作量相对值信度、效度检验。

调查结果的外部效度由TCGs审核。TCGs根据临床经验，书面评估调查结果的合理性与适当性，并且和美国健康保险学会(Health Insurance Association of American，HIAA)收费转化相对值、佛罗里达相对值表(Florida Relative Scale)、加利福尼亚相对值表(California Relative Scale)三者进行比较。最后举行TCGs会议讨论书面的意见后，证实调查结果具有合理性与适当性，且较上述3个量表有所进步。

信度检验包括两个步骤。一是将调查结果去除3个标准差后，以组内相关系数检验(Intra-class Correlation Method)和斯皮尔曼-布朗预测公式(Spearman-Brown Prophecy Formula)进行问卷信度检验，结果显示医师间具有高度的信度。二是构建各专科总工作量与服务时间、脑力劳动与判断、技能与体力劳动、心理压

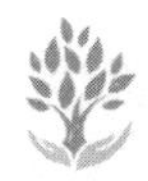

力的多元线性回归方程（Multiple Linear Regression）来检验问卷信度。结果显示R^2均趋于1，且回归系数均呈现显著性统计学意义，表示服务时间、脑力劳动与判断、技能与体力劳动、心理压力能共同解释医师总工作量点值，不可以去除任何一个维度。

2. 步骤二：进行跨专科串联，开发各专科服务中医师工作量相对值共同量表

由于不同专科参考标准不同，各专科衡量单位不同，无法将各专科医师工作量直接进行合并。因此，萧庆伦研究团队进行医师工作量的跨专科串联，使各专科不同尺度的相对值调整为共同量表。

（1）成立跨专科咨询小组。

在TCGs中，从每个专科抽取一两位对专科S/Ps有广泛了解且对一般医学有所掌握的医师，共计24人组成跨专科小组，即CSP。CSP主要任务是找出各专科间实践及工作强度相同或相当的S/Ps，作为各专科的连接点，该连接点成为跨专科连接对。在萧庆伦研究团队第一阶段研究时，CSP三次会议以医师服务总工作量作为连接对选择参考；在第二阶段时，加入医师总工作量、单位时间工作量、服务中工作量与对应的医师总工作量的比值作为参考标准。医师工作量相同连接对是指不同专科间诊断与治疗过程、医师耗费时间相同以及病患形态相似的S/P。比如一般外科和家医科均处置"急诊，72岁，可能有肠阻塞病病人"，则"急诊，72岁，可能有肠阻塞病病人"为相同的连接对。

医师工作量相当连接对是指S/P虽然不同，但专家小组认定分布在不同专科的两项S/Ps属于同一类型（评估及管理类、侵袭类、实验诊断类、造影显像类）、医师耗费时间相同、所需医师工作量几乎相等，且最好为两个专科的全国性调查问卷中的S/Ps。例如，胸外科"左上肺叶切除术"与一般外科"下结肠切除术"为相当的连接对。

（2）确定跨专科连接对。

跨专科连接对选择方法如下：在全国性医师服务中工作量调查前，先请TCGs界定有可能作为跨专科的连接对，然后由CSP间彼此往来讨论后，界定时间及工作量相同或相当的连接对。具体方法为两个专科的专家小组以信件、会议方式进行讨论，共同决定串联两个专科的连接对。比如，A专科专家小组选择两个专科可能的连接对，并且对连接对S/Ps进行描述，然后转交给B专科专家小组。B专科专家小组添加意见后，返回A专科专家小组。A专科专家小组再回复意见给B专科专家小组；经过反复的讨论和修正，A、B两个专科专家小组选出达成共识的连接对。

(3)检验及修正跨专科连接对。

利用医师服务中工作量与时间全国性调查结果，来检验CSP选择跨专科连接对的合理性。若两项S/Ps所需时间差异超过25%，则予以取消。

为增加连接对匹配成功率，萧庆伦研究团队再以时间、8种服务形态[诊断性E/M(evaluation and management services，评估和管理类服务)类、住院E/M类、复诊E/M类、侵袭类、执行与判读实验诊断类、判读实验诊断类、执行与判读造影显像类、判读造影显像类]、5种服务地点(诊所、医院、手术中心、急诊部、护理之家)，将S/Ps分组群，在组群中寻找连接点，并经过CSP开会确定。

为避免两个专科医师工作量相对值仅有1个连接对串联，造成两个专科所有相对值出现偏差，每个专科至少有4个跨专科连接对。萧庆伦研究团队第一阶段跨专科串联共有82个连接对，第二阶段增加了193个，总计275个连接对。

(4)开发各专科服务中医师工作量相对值共同量表。

由于不同专科连接对在共同量表的相对值相同，利用加权最小二乘法开发S/Ps医师工作量网，将不同医疗专科不同基准的医师工作量相对值连接成共同量表。

3.步骤三：计算代表性S/Ps医师服务前、服务后工作量相对值

美国国内相关研究表明，美国医师服务前、服务后工作量约占医师总工作量的1/3—1/2。因此，开发一套科学评估服务前、服务后医师工作量相对值的技术体系对计算医师总工作量相对值非常重要。下面简述萧庆伦研究团队计算服务前、服务后医师工作量相对值的方法。

(1)计算代表性S/Ps医师服务前、服务后时间。

①从TCGs选出的373项代表性S/Ps中选择154项S/Ps，进行医师服务前、服务后操作时间全国性问卷调查，得到154项S/Ps的医师服务前、服务后操作时间。

②建立服务前、服务后时间与服务中时间和工作量相对值的二元线性回归方程。以调查的154项S/Ps服务中跨专科串联后的医师工作量及时间作为自变量，以调查得到的服务前或服务后时间作为因变量，建立二元线性函数：$T_p=a+bW_i+cT_i$，求得相关系数a、b、c。其中，T_p为服务前或服务后时间，W_i为服务中的医师工作量，T_i为服务中医师工作时间。

③推估219项未调查代表性S/Ps的服务前、服务后时间值。根据二元线性回归方程$T_p=a+bW_i+cT_i$，代入全国性调查所求得的219项未调查代表性S/Ps服务中跨专科串联后的医师工作量及时间，推算服务前、服务后时间值。

(2)计算代表性S/Ps服务前、服务后单位时间工作量,即*W/T*值。

①基本前提:服务前、服务后工作内容主要为评估和管理工作。因此,评估和管理类S/Ps服务中*W/T*值可以用来代表服务前、服务后*W/T*值。

②在全国性调查的373项代表性S/Ps中,评估和管理类S/Ps有144项。通过聚类分析将144项S/Ps的服务中*W/T*值依其同质性分为4个集群,计算各个集群*W/T*的平均值。第1至4个集群*W/T*平均值分别为2.16、2.80、3.44、4.85。

③将全国性调查的373项代表性S/Ps分成非侵袭类、诊所及手术中心侵袭与麻醉类、医院侵袭类3大类,再将各大类聚类分成高、中、低3个等级;然后将每类每等级的服务前、服务后分别对应到4个集群*W/T*。例如某项S/P对应到中度医院侵袭类,中度医院侵袭类的服务前*W/T*值为第2个集群2.80,中度医院侵袭类的服务后*W/T*值为第3个集群3.44。

(3)计算代表性S/Ps服务前、服务后医师工作量相对值。

将代表性S/Ps服务前、服务后时间乘以*W/T*值求得代表性S/Ps服务前、服务后医师工作量相对值。比如某项S/P归类为中度医院侵袭类,二元线性回归方程求得的服务前、服务后时间分别为30.1分钟和22.3分钟,中度医院侵袭类服务前、服务后*W/T*值分别为2.80、3.44;那么服务前医师工作量相对值为30.1×2.80=84.28,服务后医师工作量相对值为22.3×3.44=76.71。

4.步骤四:计算代表性S/Ps医师总工作量相对值

代表性S/Ps医师总工作量相对值为该项S/P医师服务前、服务中、服务后医师工作量相对值的总和。比如某项S/P医师服务前、服务中、服务后工作量相对值分别为84.28、247.25、76.71,那么医师总工作量相对值为84.28+247.25+76.71=408.24。

5.步骤五:外推未调查S/Ps医师总工作量相对值,开发各专科医师总工作量相对值共同量表

由于问卷篇幅限制,每个专科仅调查了约23个S/Ps的医师服务中工作量相对值和服务时间,无法对专科所有的S/Ps进行调查。所以萧庆伦研究团队开发出一套外推未调查S/Ps医师总工作量的技术。下面简述萧庆伦研究团队外推未调查S/Ps医师总工作量的方法。

(1)基本前提。

美国医保涵盖不全、CPR支付制度存在固有缺陷、患者知识有限等因素,造成美国医疗市场的不完全性,进一步导致医疗服务项目价格不能充分衡量医师投入资源及成本情况。由于萧庆伦研究团队在研究时期找不到其他更好反映医师投

入资源的参考工具，故外推方法假设医疗服务项目价格可作为相对值的衡量工具。在同质性较高的S/Ps家族中，市场不完全性对家族中的每一个S/P有相同的影响，因此医疗服务项目价格可用来作为相对值的衡量工具。

(2)将S/Ps归类成家族。

①S/Ps归类成家族的分类标准。萧庆伦研究团队依据执业地点、种类、患者性质、身体系统、解剖部位、处置方式、临床或外科病例等信息，将S/Ps归类成家族。

②S/Ps归类成家族的具体办法。先依据信息将S/Ps分为评估及管理类、侵袭类、实验诊断类、造影显像类四大类，然后再以各大类为基准进行细分。

表1-2　S/Ps具体归类方法概述

特性分类	具体分类
评估及管理类	·第1层：依据医师执业地点分类，比如诊所、医院 ·第2层：依据S/Ps种类分类，比如咨询服务、患者照护 ·第3层：依据患者性质分类，比如初诊患者、复诊患者
侵袭类	·第1层：依据身体系统分类，比如消化系统、神经系统 ·第2层：依据解剖部位分类，比如消化系统中的食道、肝脏 ·第3层：依据处置方式分类，比如切除、置入
实验诊断类	·第1层：依据身体系统分类，比如头部、颈部 ·第2层：依据解剖部位分类，比如消化系统中的食道、肝脏 ·第3层：依据处置方式分类，比如电脑断层成像术、核磁共振成像
造影显像类	·仅区分为临床病理、外科病理

③将S/Ps归类成家族后，使得每群均包含一个有工作量问卷调查的S/P，若超过一个再进行细分，直到仅有一个为止。

(3)家族内部推导形成所有S/Ps总工作量相对值。

以每群中已调查S/Ps为各家族标杆，利用Medicare Part B(Medicare医疗保险B部分)、美国健康保险学会、两个小儿科商业保险公司过去对某家族中每个S/P的平均支付额，计算与标杆S/Ps支付额的相对比值，并以标杆S/Ps的医师总工作量相对值等比例外推，获得家族中其他未进行全国性问卷调查的标杆S/Ps的医师总工作量相对值，进而形成各专科医师总工作量相对值共同量表。

(二)执业费用相对值计算方法

RBRVS推行初期，仅有医师工作量相对值是以资源为基础(resource-based)，而执业费用和医疗纠纷保险费相对值以收费为基础(charge-based)。1994年，美国社会保障法修正案(*Social Security Act Amendments*)要求HCFA发展一套以资源为基础的执业费用相对值计算方法，并于1998年在全美实施。1997年平衡预算法案(*Balanced Budget Act*,BBA)将以资源为基础的执业费用相对值计算实施时间延迟到1999年，并要求HCFA在4年内逐步将以收费为基础的执业费用相对值转化为以资源为基础(1999年:75%以收费为基础、25%以资源为基础;2000年:50%以收费为基础、50%以资源为基础;2001年:25%以收费为基础、50%以资源为基础;2002年:100%以资源为基础)。因为医师执业场所影响执业费用，因此HCFA将以资源为基础的执业费用相对值分为机构(facility)和非机构(non-facility)两类。若医师在医院、技术性护理机构、门诊手术中心执业，由于此类机构承担了大部分的非医师人力、耗材、设备成本，因此此类机构采用机构执业费用相对值，否则采用非机构执业费用相对值。

以资源为基础的执业费用相对值计算基础数据主要来源于两个全国性的数据库:一是美国医学会所属的社会经济监测系统数据库(Socioeconomic Monitoring System,SMS),二是临床实践专家组数据库(Clinical Practice Expert Panel,CPEP)。

2007年，美国医疗保险和医疗补助服务中心(Centers for Medicare and Medicaid Services,CMS)(其前身为HCFA)将“自上而下”(Top-down methodology)的直接执业费用相对值的计算方法改为“自下而上”(Bottom-up methodology)的计算方法，并设置了4年转换期;2010年，CMS又根据医师执业费用信息调查数据库(Physician Practice Information Survey,PPIS)更新了各专科医师每小时直接病患照护执业费用(PE/hr)数据，也设置了4年转换期。下面分3个阶段简述执业费用相对值计算方法:

1.第一阶段(1992—1998年):收费基础法

萧庆伦研究团队为了简化研究过程，假设设备密集的S/Ps、工资地理区域的差异，医疗纠纷率的差异，都可以用转换因子CF来处理时，执业成本只需统计专科间的差异。因此，萧庆伦研究团队在剔除医师服务时间及投入资源成本后，以两个全国性数据库——1983年HCFA开展的医生执业成本和收入调查(Physician Practice Cost and Income Survey,PPCIS)、1986年AMA开展的年度社会经济监测系统(Annual Socioeconomic Monitoring System)数据库为基准，计算各专科执业费用相对值。

下面简述各专科执业成本相对指数计算方法:

(1)计算专科执业成本因子。

专科执业成本因子(Factor for Practice Costs,PCF)为1减去执业成本占毛收入比重之值的倒数。基本计算公式为:PCF=1/(1-PC/GR)

其中，PCF为专科执业成本因子，PC为各专科执业成本（Practice Costs，PC），GR为各专科毛收入（Gross Revenue，GR）。

（2）计算专科执业成本相对指数。

专科执业成本相对指数（Index of Relative Specialty Practice Costs，RPC）是以普外科PCF为基准，其他专科PCF与普外科的比值减去1求得；普外科RPC为0。

基本计算公式为：$RPC = PCF_i / PCF_{标准} - 1$

其中，RPC为各专科执业成本相对指数，PCF_i为某专科执业成本因子，$PCF_{标准}$为普外科执业成本因子。RPC用来推估医师执业所需设备、房屋、医疗材料、其他医护人力、医疗纠纷保险费等执业成本相对性。

表1-3　各专科执业成本因子和执业成本相对指数一览表

专科别	专科执业成本因子	标准执业成本指数	执业成本相对指数
过敏和免疫学	1.89	0.99	−0.01
麻醉学	1.79	0.93	−0.07
皮肤病学	1.85	0.96	−0.04
家庭医学	1.94	1.01	0.01
普通外科	1.92	1.00	0.00
内科医学	1.89	0.99	−0.01
妇产科	1.98	1.03	0.03
眼科学	1.97	1.02	0.02
口腔颌面外科	1.95	1.02	0.02
整形外科手术	2.38	1.24	0.24
耳鼻咽喉科	2.03	1.06	0.06
病理	1.48	0.77	−0.23
儿科	1.86	0.97	−0.03
精神病学	1.29	0.67	−0.33
放射学	1.74	0.91	−0.09
风湿病学	2.19	1.14	0.14
胸外科	1.76	0.92	−0.08
泌尿外科	1.98	1.03	0.03

2.第二阶段(1999—2006年):"自上而下"的资源基础法

由于Harvard RBRVS的专科执业成本相对值指数和专科医师训练机会成本分摊指数计算方法存在诸多争议,因此1994年HCFA重新开发了一套执业成本相对值计算体系。原用收费与执业成本占毛收入比率来计算以收费为基础的执业费用相对值,以取代专科执业成本相对值;用医疗纠纷保险费占毛收入比率来计算以收费为基础的医疗纠纷费用相对值,以取代专科医师培训机会成本摊销指数;后来改为以资源为基础的执业费用相对值及以资源为基础的医疗纠纷费用相对值。

(1)数据来源。

资源基础法计算数据来源有2个:

①美国医学会所属的社会经济监测系统数据库,即SMS。

SMS数据库提供各专科执业费用,包括3类直接执业费用(医师以外医事人力成本、药品及材料成本、医疗设备折旧)、3类间接执业费用(管理人力成本、办公设备折旧、其他成本)。1981年美国医学会首次调查SMS数据,于1999年进行了第二次调查。SMS数据库各专科执业费用用来计算PE/hr。

②临床实践专家组数据库,即CPEP。

临床实践专家组由各专科医学会和专业团体提名的医师、医疗管理人员、非医师专业人员所组成,制定各项S/P的直接资源投入。临床实践专家组数据库涵盖了各S/P的3类直接执业成本(医师以外医事人力成本、药品及材料成本、医疗设备折旧)数据。

(2)执业费用相对值计算方法。

"自上而下"的资源基础法主要包括以下7个步骤:

表1-4 "自上而下"的资源基础法计算步骤

步骤	步骤内容	具体操作
步骤一	基于SMS数据库数据计算各专科执业成本池	·对执业成本进行分类,将其分为直接和间接执业成本两类 ·计算PE/hr和每分钟执业费用(成本)(PE/min) ·计算各专科照护Medicare患者的总时间 ·计算各专科执业成本池
步骤二	基于CPEP数据库数据计算各专科直接执业成本池	·收集各专科内每项S/P的3类直接执业成本和每项S/P执行次数 ·基于CPEP数据库数据计算各专科直接执业成本池
步骤三	计算各专科各类直接执业成本标化因子并对专科内各S/P进行调整	·计算各专科各类直接执业成本标化因子 ·利用各类直接执业成本标化因子调整专科内各S/P的各类直接执业费用

续表

步骤	步骤内容	具体操作
步骤四	计算CPEP口径的各专科间接执业成本	·设定间接执业成本计算方法 ·计算CPEP口径的各专科间接执业成本
步骤五	计算各专科间接执业成本标化因子并对专科内各S/P进行调整，获得各专科内各项S/P执业成本	·计算各专科间接执业成本标化因子 ·利用专科间接执业成本标化因子调整专科内各S/P的间接执业费用 ·计算各专科内各S/P的执业成本
步骤六	计算各专科执行S/Ps的执业费用	·以执行该S/P的各专科执业费用和执行数量加权计算
步骤七	计算各项S/P执业费用相对值	·在获得各项S/P执业费用后，依据预算收支平衡原则进行调整，以获得执业费用相对值。

(3)计算案例。

①基于SMS数据库数据计算各专科执业成本池。[①]

A.执业成本分类。直接执业成本：医师以外医事人力成本、药品及材料成本、医疗设备折旧等3类。间接执业成本：管理人力成本、办公设备折旧、其他成本。

B.计算各专科医师每小时直接病患照护执业费用(成本)(PE/hr)和每分钟直接病患照护执业费用(成本)(PE/min)。从AMA建设的SMS数据库获取各专科3类直接执业成本、3类间接执业成本和医师总时间，将各专科各类执业成本除以该专科医师总时间，获得各专科医师每小时直接病患照护3类直接执业成本、3类间接执业成本，在此基础上除以60获得各专科医师每分钟直接病患照护执业成本。

C.计算各专科照护Medicare患者的总时间。从AMA建设的SMS数据库获得各专科内每项S/P执行次数，从哈佛大学医师操作时间数据库或相对值更新委员会(RVS Update Committee，RUC)新建且已经完成修订的S/Ps调查数据库获取各专科每项S/P照护患者时间，将各专科每项S/P照护患者时间乘以各S/P执行次数，加总获得各专科照护Medicare患者总时间。

D.计算各专科执业成本池。将B求得的各专科医师每分钟直接病患照护执业费用乘以C求得的各专科照护Medicare患者总时间，获得各专科照护Medicare患者的执业成本池(Practice Expense Pool，PEP)。

① CMS. Medicare Program；Revisions to Payment Policies Under the Physician Fee Schedule and Other Revisions to Part B for CY 2005.

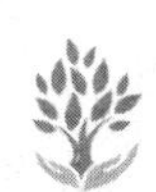

表1-5　基于SMS数据库数据计算各专科执业成本池——以CPT代码00001所属专科为例

序号	标准方法	医师以外医事人力成本	药品及材料成本	医疗设备折旧	间接成本	总成本
1	每小时执业成本(PE/hr)/美元	9.30	4.80	7.40	46.50	68.00
2	每分钟执业成本(PE/min)/美元	0.16	0.08	0.12	0.78	1.13
3	医师服务时间(CPT 00001)/min	56	56	56	56	56
4	该项目执行次数(CPT 00001)/次	418602	418602	418602	418602	418602
5	小计(CPT 00001)/美元	3633465	1875337	2891144	18167327	26567274
6	专科内其他项目成本/美元	663823552	342618608	528203687	3319117762	4853763609
7	SMS口径成本总计/美元	667457018	344493945	531094831	3337285089	4880330883

注:每分钟执业成本为约值,相关数据计算时以每小时执业成本/60实际值计算。项目执行次数也有成本的内涵,下同。

②基于CPEP数据库数据计算各专科直接执业成本池。

A.收集各专科内每项S/P的3类直接执业成本和每项S/P执行次数。

B.基于CPEP数据库数据计算各专科直接执业成本池。

表1-6　基于CPEP数据库数据计算各专科直接执业成本池——以CPT代码00001所属专科为例

序号	标准方法	医师以外医事人力成本	药品及材料成本	医疗设备折旧
1	CPT 00001/美元	65.23	52.49	1556.86
2	该项目执行次数(CPT 00001)/次	418602	418602	418602
3	小计(CPT 00001)/美元	27305408	21972838	651704875
4	专科内其他项目成本/美元	831618600	389921779	5277570148
5	CPEP口径成本总计/美元	858924008	411894617	5929275023

注:第一行数据只是约数,具体计算时将全部数值代入。

③计算各专科各类直接执业成本标化因子并对专科内各S/P进行调整。

计算各专科各类直接执业成本标化因子的目的是让通过SMS数据库口径计算的各专科直接成本符合CPEP口径。

计算各专科各类直接执业成本标化因子。将SMS口径的3类直接执业成本分别除以CPEP口径获得各类直接执业成本标化因子。

利用各类直接执业成本标化因子调整专科内各S/P的各类直接执业费用。基本方法为各类直接执业成本标化因子分别乘以各S/P的3类直接执业成本标准化后的成本。

表1-7 计算和应用直接执业成本标化因子——以CPT代码00001所属专科为例

序号	标准方法	医事人力成本	药品及材料成本	医疗设备折旧	标化后总直接执业成本
1	SMS口径成本总计/美元	667457018	344493945	531094831	↓
2	CPEP口径成本总计/美元	858924008	411894617	5929275023	
3	标化因子	0.78	0.84	0.09	
4	CPT 00001未标化成本/美元	65.23	52.49	1556.86	
5	CPT 00001标化成本/美元	50.69	43.90	139.45	234.04

注:第三行数据只是约数,具体计算时将全部数值代入。

④计算CPEP口径的各专科间接执业成本。

设定间接执业成本计算方法。间接执业成本计算方法为:各专科内标准化后的各S/P总直接执业成本加上对应的医师工作量相对值支付金额(比如,CPT 00001的医师工作量相对值2.36乘转换因子34.5030,得出医师工作量相对值支付金额为81.43美元)获得专科内各S/P间接执业成本。

计算CPEP口径的各专科间接执业成本。基本方法为:专科内各S/P间接执业成本乘以相应S/P执行次数,加总获得各专科间接执业成本。

表1-8 计算CPEP口径的各专科间接执业成本——以CPT代码00001所属专科为例

序号	标准方法	医师工作量相对值支付金额	标化后总直接执业成本	总计
1	CPT 00001/美元	81.43	234.04	315.47
2	项目执行次数(CPT 00001)/次	—	—	418602
3	小计(CPT 00001)/美元	—	—	132055728
4	专科内其他项目成本/美元	—	—	6613489706
5	CPEP口径总间接执业成本/美元	—	—	6745545434

⑤计算各专科间接执业成本标化因子并对专科内各S/P进行调整,获得各专科内各项S/P执业成本。

计算各专科间接执业成本标化因子。将SMS口径的各专科间接执业成本除以CPEP口径,获得各专科执业成本标化因子。

利用专科间接执业成本标化因子调整专科内各S/P的间接执业费用。基本方法为各专科间接执业成本标化因子分别乘以各S/P的3间接执业成本获得标准化的间接执业成本。

计算各专科内各S/P的执业成本。将各S/P标准化的间接执业成本和标准化后的直接执业成本相加，获得各S/P的执业成本。

表1-9 计算和应用间接执业成本标化因子——以CPT代码00001所属专科为例

序号	标准方法	间接执业成本	标准化后的直接执业成本	执业成本
1	SMS口径成本总计/美元	3337285089	——	↓
2	CPEP口径成本总计/美元	6745545434	——	
3	标化因子	0.49	——	
4	CPT 00001未标化成本/美元	315.47	——	
5	CPT 00001标化成本/美元	156.07	234.04	390.12

⑥计算各专科执行S/Ps的执业费用。

以执行该S/P的各专科执业费用和执行数量加权计算。

表1-10 计算各专科执行S/Ps的执业费用——以CPT代码00001所属专科为例

序号	标准方法	执业费用/美元	执行次数占比/%
1	本专科总执业成本	390.12	83
2	其他专科加权平均	929.87	17
3	所有专科加权平均	481.70	100

⑦计算各项S/P执业费用相对值。

在获得各项S/P执业费用后，依据预算收支平衡原则进行调整来获得执业费用相对值。预算收支平衡即利用S/P数量和推估成本，将预算重新分配，获得各项S/P的执业费用相对值。

表1-11 经预算收支平衡调整后各项S/P执业费用相对值——以CPT代码00001所属专科为例

标准方法	总标化后执业费用	预算收支平衡调整因子	执业费用相对值
CPT 00001	481.70	0.02	10.60

3. 第三阶段(2007年至今)："自下而上"的资源基础法

(1)数据来源。

"自下而上"资源基础法计算数据来源有3个：

①美国医学会所属的社会经济监测系统数据库，即SMS。

②医师执业费用信息调查数据库，即PPIS。

③美国医学会临床实践专家组数据库（Clinical Practice Expert Panel，CPEP）。

（2）计算步骤。

"自下而上"的资源基础法主要包括以下8个步骤：

表1-12 "自下而上"的资源基础法计算步骤

步骤	步骤内容	具体操作
步骤一	计算各S/P直接执业费用	利用CPEP数据库数据，将各S/P的医师以外医事人力成本、药品及材料成本、医疗设备折旧3类直接执业费用加总计算各S/P直接执业费用
步骤二	计算直接执业费用预算收支平衡调节系数，并运用于各S/P的直接执业费用	利用SMS数据库数据计算SMS口径的总直接执业费用。计算方法为：当年所有S/Ps执业费用总相对值×CF值×平均直接执业费用占比，当年所有S/Ps执业费用总点数等于当年度美国所有S/Ps执业费用相对值的总和，平均直接执业费用占比等于SMS数据库数据所有专科直接执业费用总和占所有专科执业费用总和的百分比 计算CPEP口径的总直接执业费用。计算方法为：步骤一获得的各项S/P直接执业费用与相应执行次数乘积的总和 计算各S/P直接执业费用预算收支平衡调节系数。计算方法为：SMS口径的总直接执业费用÷CPEP口径的总直接执业费用。计算直接执业费用预算收支平衡调节系数的目的是CPEP口径的总直接执业费用不超过SMS口径的总直接执业费用。 利用直接执业费用预算收支平衡调节系数对步骤一获得的各S/P直接执业费用进行比例缩减。
步骤三	计算各S/P直接执业费用相对值	将比例缩减后的各S/P直接执业费用除以CF值获得各S/P直接执业费用相对值
步骤四	计算各S/P间接执业费用分配点数（Indirect Allocators）	利用SMS数据库数据计算各专科直接和间接执业费用占比 计算各S/P直接和间接执业费用占比。具体方法为：执行该S/P的各专科直接或间接执业费用占比与执行次数占比加权平均计算 计算各S/P间接执业费用分配点数。大部分S/P的间接执业费用分配点数计算公式为：各S/P的间接执业费用占比×（直接执业费用相对值/直接执业费用占比）+医师工作量相对值；少部分的计算公式为：间接执业费用占比×（直接执业费用相对值/直接执业费用占比）+医师以外医事人力成本相对值，或间接执业费用占比×（直接执业费用相对值/直接执业费用占比）+医师以外医事人力成本相对值+医师工作量相对值

续表

步骤	步骤内容	具体操作
步骤五	计算间接执业费用预算收支平衡调节系数，并运用于各S/P的间接执业费用分配点数	利用SMS数据库数据计算SMS口径的总间接执业费用。计算方法为：当年所有S/Ps执业费用总相对值×CF值×平均间接执业费用占比，当年所有S/Ps执业费用总点数等于当年度美国所有S/Ps执业费用相对值的总和，平均间接执业费用占比等于SMS数据库数据所有专科间接执业费用总和占所有专科执业费用总和的百分比 计算CPEP口径的总直接执业费用。计算方法为：步骤四获得的各项S/P间接执业费用分配点数与相应执行次数乘积的总和 计算各S/P间接执业费用预算收支平衡调节系数。计算方法为：SMS口径的总间接执业费用÷CPEP口径的总间接执业费用 利用间接执业费用预算收支平衡调节系数对步骤四获得的各S/P间接执业费用分配点数进行比例缩减
步骤六	计算各S/P间接执业成本指数（Indirect Practice Cost Index，IPCI）	计算各专科调整后的间接执业费用分配点数。计算方法为：该专科内部各S/P乘以该S/P执行次数的总和 利用PE/hr数据和RUC医师服务时间数据计算各专科间接执业费用。计算方法为：各专科间接PE/hr×（专科内部各S/P医师服务时间×该S/P执行次数的总和） 计算各专科间接执业费用比例因子。计算方法为：各专科调整后的间接执业费用分配点数÷各专科间接执业费用 计算各专科间接执业费用指数。计算方法为：各专科间接执业费用比例因子÷所有专科平均间接执业费用比例因子 计算各S/P间接执业费用指数。计算方法为：执行该S/P的各专科间接执业费用指数与执行次数加权平均计算
步骤七	计算各S/P间接执业费用相对值	将各S/P调整的间接执业费用分配点数与间接执业费用指数相乘获得各S/P间接执业费用相对值
步骤八	计算各S/P执业费用相对值	将各S/P的直接和间接执业费用相对值相加获得各S/P执业费用相对值

(3)具体案例。①

表1-13 2018年度S/P计算执业费用相对值数据案例

序号	步骤	步骤分解	计算公式	99213	33533	710X2	710X2-TC	710X2-26	93000	93005	93010	90834
1	步骤一	医事人力成本	—	13.32	77.52	7.79	7.79	0.00	5.10	5.10	0.00	0.00
2		药品与耗材成本	—	2.98	7.34	0.53	0.53	0.00	1.19	1.19	0.00	0.11
3		设备成本	—	0.17	0.58	7.00	7.00	0.00	0.09	0.09	0.00	0.18
4		直接执业成本	=1+2+3	16.48	85.45	15.32	15.32	0.00	6.38	6.38	0.00	0.29
5	步骤二	直接执业成本预算收支平衡调节系数	—	0.5886	0.5886	0.5886	0.5886	0.5886	0.5886	0.5886	0.5886	0.5886
6		标化医事人力成本	=1×5	7.84	45.63	4.59	4.59	0.00	3.00	3.00	0.00	0.00

① CMS. Medicare Program; Revisions to Payment Policies Under the Physician Fee Schedule and Other Revisions to Part B for CY 2018. 步骤一：13.32+2.98+0.17=16.48，步骤二：3.00+0.70+0.05 = 3.76，外文原始数据如此，可能是四舍五入导致，其他同。

续表

序号	步骤	步骤分解	计算公式	99213	33533	710X2	710X2-TC	710X2-26	93000	93005	93010	90834
7		标化药品与耗材成本	=2×5	1.76	4.32	0.31	0.31	0.00	0.70	0.70	0.00	0.06
8		标化设备成本	=3×5	0.10	0.34	4.12	4.12	0.00	0.05	0.05	0.00	0.11
9		标化直接执业成本	=6+7+8	9.70	50.29	9.02	9.02	0.00	3.76	3.76	0.00	0.17
10	步骤三	2017年转化因子（CF）	—	35.8887	35.8887	35.8887	35.8887	35.8887	35.8887	35.8887	35.8887	35.8887
11		标化医事人力成本相对值	=6/10	0.22	1.27	0.13	0.13	0.00	0.08	0.08	0.00	0.00
12		标化药品与耗材成本相对值	=7/10	0.05	0.12	0.01	0.01	0.00	0.02	0.02	0.00	0.00
13		标化设备成本相对值	=8/10	0.00	0.01	0.11	0.11	0.00	0.00	0.00	0.00	0.00
14		标化直接执业成本相对值	=11+12+13	0.27	1.40	0.25	0.25	0.00	0.10	0.10	0.00	0.00
15	步骤四	2017年医师工作量相对值	—	0.97	33.75	0.22	0.00	0.22	0.17	0.00	0.17	2.00
16		专科直接执业成本占比	—	0.25	0.17	0.29	0.29	0.29	0.29	0.29	0.29	0.05
17		专科间接执业成本占比	—	0.75	0.83	0.71	0.71	0.71	0.71	0.71	0.71	0.95
18		间接执业成本分配公式(第一部分)	—	14/16×17	14/16×17	14/16×17	14/16×17	14/16×17	14/16×17	14/16×17	14/16×17	14/16×17
19		间接执业成本分配点数(第一部分)	见上述公式	0.82	6.69	0.60	0.60	0.00	0.26	0.26	0.00	0.09
20		间接执业成本分配公式(第二部分)	—	(15)	(15)	(15+11)	(11)	(15)	(15+11)	(11)	(15)	(15)
21		间接执业成本分配点数(第二部分)	见上述公式	0.97	33.75	0.35	0.13	0.22	0.25	0.08	0.17	2.00
22		间接执业成本分配点数(第一、第二部分合计)	=19+21	1.79	40.44	0.95	0.73	0.22	0.51	0.34	0.17	2.09
23	步骤五	间接执业成本预算收支平衡调节系数	—	0.3803	0.3803	0.3803	0.3803	0.3803	0.3803	0.3803	0.3803	0.3803
24		标化间接执业成本分配点数	—	0.68	15.38	0.36	0.28	0.08	0.20	0.13	0.06	0.79
25	步骤六	间接执业成本指数	—	1.08	0.73	0.99	0.99	0.99	0.90	0.90	0.90	0.38
26	步骤七	间接执业费用相对值	=24×25	0.74	11.24	0.36	0.27	0.08	0.18	0.12	0.06	0.30
27	步骤八	执业费用相对值	=14+26	1.01	12.64	0.61	0.53	0.08	0.28	0.22	0.06	0.38

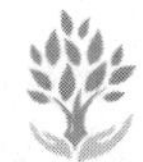

（三）医疗保险费相对值计算方法

鉴于医疗纠纷保险费数据的可得性、代表性及真实性，以资源为基础的医疗纠纷保险费相对值可采用医疗失误保险费为资料导向，基础数据来源于美国所有的州、哥伦比亚特区、波多黎各的商业保险公司和医师所有的保险公司的医疗失误保险费数据。以收费为基础的方法与执业费用相对值计算方法相同。下面简述以资源为基础的方法：

以资源为基础的医疗纠纷保险费相对值计算主要包括4个步骤：

表1-14　以资源为基础的医疗纠纷保险费相对值计算步骤

步骤	步骤内容	具体操作
步骤一	计算各专科全国平均保险费	**计算各专科县级平均医疗纠纷保险费**。各专科县级平均医疗纠纷保险费为县域内部各保险公司在各专科的保险费与相应保险公司市场份额加权平均值的总和 **计算各专科全国平均医疗纠纷保险费** 第一阶段（2000—2017年）。将各专科县级平均医疗纠纷保险费以该地区医疗纠纷保险费地理调整因子（MP GPCI）进行调整后的标化医疗纠纷保险费，与该县总相对值占全国的比重加权计算各专科全国平均医疗纠纷保险费 第二阶段（2018年始）。将各专科县级平均医疗纠纷保险费以该县医疗纠纷保险费地理调整因子进行调整后的标化医疗纠纷保险费，与该县人口占全国的比重加权计算各专科全国平均医疗纠纷保险费
步骤二	计算各专科风险因子	各专科全国平均保险费用与当年最低专科的比值为各专科风险因子，代表各专科间医陪纠纷费用的相比性。2005年最低专科为肾内科（nephrology），2018年为免疫专科（allergy and immunology）
步骤三	计算各S/P的医疗纠纷费用相对值	**计算各S/P的风险因子** 第一阶段（2000—2004年）：采用优势专科主导法（Dominant specialty approach）。具体方法：若某专科该S/P执行次数占比达51%以上时，则以该专科风险因子作为该S/P的风险因子。若无专科该S/P执行次数占比达51%以上时，则逐步加入占比次高专科，直至占比到51%以上为止；再以这些专科执行次数占比与相应专科的风险因子加权计算该S/P的风险因子 第二阶段（2005年至今）：采用专科加权法（Specialty-weighted approach）。由于优势专科主导法未纳入执行S/P的全部专科（未纳入最大为49%），存在部分数据失真的情形。因此CMS于2005年开始采用专科加权法计算各S/P的风险因子。具体方法为所有执行某S/P的专科执行次数占比与相应专科的风险因子加权计算该S/P的风险因子 **计算各S/P的医疗纠纷费用相对值**。以各S/P风险因子与该S/P的医师工作量相对值的乘积作为该S/P的医疗纠纷费用相对值；无医师工作量相对值的S/P，在2004年前沿用原来以收费为基础的医疗纠纷费用相对值；2005年后采用医师以外医事人力成本相对值
步骤四	对各S/P的医疗纠纷费用相对值进行预算收支平衡调整	利用预算收支平衡调节系数对各S/P的医疗纠纷费用相对值进行比例调整，其目的是本年度计算的医疗纠纷费用相对值与执行次数乘积的总和等于上年度 预算收支平衡调节系数为上年度所有S/P的医疗纠纷费用相对值与相应的执行次数乘积之和与本年度的比值

四、美国RBRVS检讨机制概述

（一）美国法律规定

1990年美国国会《综合预算调解法案》要求CMS建立RBRVS定期检讨机制。随后，CMS建立了两个定期检讨机制来完善和发展RBRVS体系：第一个机制要求每年检讨医师工作量相对值，第二个机制要求每五年为一阶段全面检讨所有相对值。CMS公开接受各方的建议，特别欢迎处置码未改变，但执业形态已不同于Harvard RBRVS原始研究的S/Ps。

（二）美国RBRVS检讨实施机构

医师工作量相对值每年检讨和五年全面检讨均由美国医学会下属的相对值更新委员会即RUC，组织实施。RUC建立于1991年，主要工作是向CMS提供新项目或需要修订项目相对值变更修改建议。RUC由31位专家组成，其中21位由美国21个主要专科医学会指定，4位需两年定期轮换（1位为初级保健医生代表，2位由内科下属亚专科指定，1位由非RUC会员的其他医学会指定），剩余6位分别为RUC主席1位、RUC医护专业人员咨询委员会联合主席1位、执业费用咨询委员会主席1位（2004年新设）、美国医学会代表1位、美国骨病协会代表1位、CPT编制专家组代表1位。

RUC下设咨询委员会（Advisory Committee），咨询委员会由119个专科医学会各指派1名医师组成。咨询委员会成员被分配到其所属专科医学会委员会，咨询委员会成员主要任务是根据RUC开发的调查方法提出该专科医学会的相对值修改建议，并在RUC会议上陈述。2004年，RUC新设执业费用咨询委员会（Practice Expense Advisory Committee，PEAC），专门负责S/Ps执业费用相对值的修订工作；2006年，RUC新设相对性评估工作组（Relativity Assessment Workgroup，RAW），专门检讨那些潜在的可能被误估（Potentially Misvalued Services）的S/Ps相对值。

（三）美国RBRVS检讨步骤[①]

RUC定期检讨过程主要包括以下8个步骤：

（1）CPT编制专家组新建的代码或已完成修订的代码和CMS、RUC已识别的潜在错误项目下发给RUC专家，RUC专家接收后设计一张关注程度表“Level of Interest form”，该表概述了专家代码举措和具体的CMS要求。

---

① MaCurdy，Thomas，Vogt，et al.Final Report on the CY 2015 Update of the Malpractice Relative Value Units for the Medicare Physician Fee Schedule.CA：Acumen，LLC，2014.

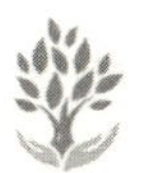

(2)RUC咨询委员会和专科医学会成员检讨RUC专家所提表格内容，并且详细说明其所属专科医学会对相对值修改建议的关注程度(Level of Interest)。

(3)AMA向各专科医学会分发调查文件。AMA要求各专科医学会至少调查30名执业医师。RUC调查文件要求每个执业医师使用各专科RVS委员会选定的10—20项服务作为评价的参照点(reference points)，医师基于参照点对新项目、修订项目以及潜在错估项目医师工作量相对值进行评估。

(4)各专科RVS委员会组织实施该项调查，检讨调查结果，最后向RUC提出修改建议。

(5)各专科医学会咨询顾问在RUC会议上陈述所属专科的建议。各专科咨询委员会顾问陈述结束之后，RUC预留了一个全面的问答时间，在这段时间内各专科咨询委员会顾问必须为他们提出的每一方面建议进行辩护。

(6)RUC决定退回或采纳各专科医学会的修改建议，或者要求各专科医学会修改后再采纳。最终提交给CMS的建议必须征得2/3的RUC专家成员的同意。

(7)RUC的建议提交给CMS，由CMS下属的医务人员和承包商医务主任(Medical Officers and Contractor Medical Directors，MOCMD)审查RUC的建议。

(8)CMS在每年秋末出版医疗保险医师支付表(Medicare Physician Payment Schedule，MPPS)，出版的医疗保险医师支付表包括CMS审查后的RUC建议。

(四)RBRVS检讨结果概述

1.医师工作量相对值检讨结果

1993—2018年RUC总计向CMS提供了超过6300个S/Ps(包括新项目、修订项目、潜在可能被误估项目)相对值修改建议，CMS接受率每年均在75%以上，1993—2017年CMS年均接受率高达90%。

表1-15 1993—2017年CMS采纳RUC建议概况

年份	RUC建议S/Ps数/个	CMS采纳率/%	年份	RUC建议S/Ps数/个	CMS采纳率/%
1993	253	79	2006	283	97
1994	561	89	2007	254	98
1995	339	90	2008	266	100
1996	196	90	2009	233	97
1997	90	96	2010	216	98
1998	208	96	2011	292	82

续表

年份	RUC建议S/Ps数/个	CMS采纳率/%	年份	RUC建议S/Ps数/个	CMS采纳率/%
1999	70	93	2012	328	87
2000	130	88	2013	363	90
2001	224	95	2014	265	76
2002	314	95	2015	350	86
2003	350	96	2016	278	78
2004	162	96	2017	200	85
2005	149	99	合计	**6374**	**90**

2.每五年阶段的相对值检讨结果

1994年CMS开始第一次五年RVUs检讨，检讨后的点值拟于1997年生效。由于当时法律规定执业费用和医疗纠纷保险费用相对值以收费为基础，因此第一次五年检讨只针对医师工作量相对值，共检讨7000多个S/Ps。CMS将其中1118个S/Ps转请美国医学会的RUC表示意见。CMS最后将28%的S/Ps相对值调高，61%保持不变，11%调低，其结果是CMS采纳了96%的RUC建议。1999年CMS开始进行第二次五年RVUs检讨，拟于2002年生效。由于以资源为基础的医疗纠纷保险费用相对值2000年才开始导入，而以资源为基础的执业费用相对值也在陆续转换中，因此第二次五年检讨也只针对医师工作量相对值。以医师工作量相对值可能被错估的S/Ps为重点，其结果是CMS采纳了98%的RUC建议。2004年进行第三次五年RVUs检讨，拟于2007年生效。CMS更加关注原始评估相对值时为住院部门执行、现阶段为门诊执行的S/Ps，以及尚未被美国医学会的RUC重新评估过(即尚在使用Harvard RBRVS的S/Ps)的S/Ps、优先检讨高执行频次的S/Ps。其结果是CMS采纳了97%的RUC建议。2009年进行第四次五年RVUs检讨，拟于2012年生效。其中CMS检讨了290个S/Ps，其结果是CMS采纳了75%的RUC建议。

表1-16　四次五年检讨CMS采纳RUC建议概况

检讨	RUC建议S/Ps数/个	CMS采纳率
第一次五年检讨(拟于1997生效)	1118	96%
第二次五年检讨(拟于2002生效)	870	98%
第三次五年检讨(拟于2007生效)	751	97%
第四次五年检讨(拟于2012生效)	290	75%

五、美国RBRVS实施以来对医院和医生的影响概述

（一）影响预期研究

根据萧庆伦等人在《RBRVS实施的结果及其影响》一文中的预测，RBRVS完全实施将对Medicare费用和各专科别的医生收入产生一定影响。假如预算收支平衡及其提供服务数量保持不变，一是将对Medicare费用产生如下影响：引致E/M费用增加15%—45%，而侵入类服务（Invasive services）和诊断检查类服务（Diagnostic Tests services）费用将降低20%—30%。二是将对Medicare医生收入产生如下影响：全科医生收入增加将超过30%，而大多数外科专科的收入将减少10%至20%。

表1-17　按专科别RBRVS实施对Medicare医生收入的影响

专科别		Medicare医生收入改变幅度	
序号	专科名称	RBRVS	MFS
1	全科医学	35%	28%
2	内科学	11%	5%
3	心脏病学	12%	-17%
4	传染病学	12%	—
5	肾脏病学	-4%	-9%
6	神经病学	2%	4%
7	物理治疗学	14%	—
8	肺病学	4%	-2%
9	皮肤病学	5%	0%
10	胃肠病学	-13%	-18%
11	骨科病学	34%	—
12	精神病学	0%	3%
13	麻醉医学	-23%	-27%
14	病理学	-14%	-20%
15	放射医学	-18%	-22%
16	普外科医学	-8%	-13%
17	神经外科医学	-14%	-18%
18	产科学	4%	—
19	眼科医学	-16%	-21%

续表

专科别		Medicare医生收入改变幅度	
序号	专科名称	RBRVS	MFS
20	骨外科学	-6%	-11%
21	耳鼻喉医学	9%	3%
22	整形外科学	-8%	-13%
23	心胸外科学	-23%	-27%
24	泌尿外科学	-3%	-8%

注：RBRVS代表假设预算中性和提供服务数量不变的医生收入变化情况；MFS代表预算中性和提供服务数量变化的医生收入变化情况。

（二）影响实证研究

下表按照时间顺序介绍了一些有关RBRVS实施对医院和医生的实际影响的著作情况。

表1-18 RBRVS实施对医院和医生的实际影响相关著作概述

年份	作者	著作名称	主要结论
1993年	J. Dennis Baker等	*Costs of duplex scanning and the impact of the changes in Medicare reimbursement*	RBRVS实施后，双层扫描项目成本补偿额较实施前（1991年）减少了38%
1995年	Stephen A. Norton	*Medicaid Fees and the Medicare Fee Schedule: An update*	RBRVS实施前（1991年）与后（1993年）数据比较表明，全美Medicaid（一种医疗保险，经营主要偏向弱势人群）费用总体上升了13.67%
1995年	Ann Meadow	*Access to care under physician payment reform: A physician-based analysis*	RBRVS实施后，1993年较1992年医生平均工作量增加3%，医生收入平均增加6%
1997年	Robert M. Zwolak等	*Vascular surgery and the resource-based Relative Value Scale five-year review*	1992—1996年第一个五年检讨结果显示，RBRVS实施对血管手术的净财政影响为0.5%
2007年	Stephanie Maxwell等	*Impact of resource-based practice expenses on the Medicare physician volume*	以资源为基础的执业成本解释1998—2004年执业成本相对值单位总量变化来源的25.56%，总相对值单位总量变化的14.84%
2012年	Khang T. Nguyen等	*The relationship between Relative Value Units and outcomes: A multivariate analysis of plastic surgery procedures*	在整形外科中，RVUs增加同总体并发症和手术部位并发症高度相关，并且RVUs增加延长了手术时间（RVUs贡献度为15.6%）

（作者：张培林、高小玲、张明昊、颜维华、刘宪、程伟、陈菲）

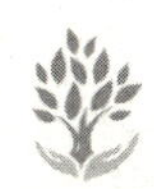

第二节　我国RBRVS实践概况

一、我国台湾地区RBRVS实践概况

（一）我国台湾地区口腔医学会RBRVS实践概述

1. 我国台湾地区口腔医学会RBRVS框架及技术路线

（1）我国台湾地区口腔医学会RBRVS框架。

我国台湾地区口腔医学会RBRVS系统由台湾大学杨志良研究团队在我国台湾地区全联会支持下于20世纪90年代后期开发。1998年杨志良研究团队在消化吸收美国RBRVS技术之后，结合台湾地区实际情况，建立了台湾地区口腔医学会RBRVS框架。具体而言，我国台湾地区口腔医学会RBRVS包括医师工作量相对值、药品与材料成本相对值、其他执业成本相对值3部分，即：RBRVS=医师工作量相对值+药品与材料成本相对值+其他执业成本相对值；三者分别对应医疗项目临床所需投入的医师成本、药品与材料成本、其他执业成本（包括：医师之外人事成本、房屋设备折旧等）。

（2）我国台湾地区口腔医学会开发RBRVS技术路线。

我国台湾地区口腔医学会RBRVS技术开发包括3个步骤：第一，估计代表性项目医师工作量相对值、药品与材料成本相对值、其他执业成本相对值。医师工作量相对值、药品与材料成本相对值、其他执业成本相对值计算方法各异。医师工作量相对值采用美国RBRVS医师工作量相对值定量评估方法进行全国性调查求得；药品与材料成本相对值利用项目必要非共同性药品与材料成本全国性调查数据求得；其他执业成本相对值利用项目医师临床操作时间全国性调查数据求得。第二，利用求得的代表性项目医师工作量相对值、药品与材料成本相对值、其他执业成本相对值外推未调查项目相对值。医师工作量相对值、药品与材料成本相对值、其他执业成本相对值外推方法基本一致。第三，对医师工作量相对值、药品与材料成本相对值、其他执业成本相对值进行相同基准转换。利用医师成本、药品与材料成本、其他执业成本3类成本占比数据，以及全联会口腔科各项医疗服务的服务量数据，将各项医疗服务医师工作量、药品与材料成本、其他执业成本3个不同基准的相对值转换为相同基准，进而开发出相同基准下口腔科资源耗用相对值（见下图）。

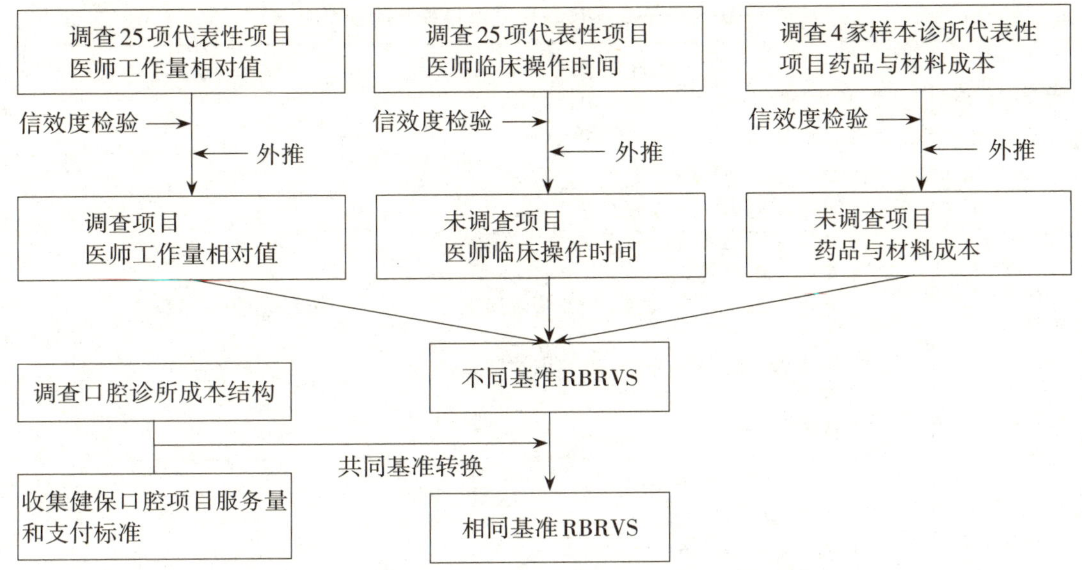

图1-1 我国台湾地区口腔医学会RBRVS技术路线

2.我国台湾地区口腔医学会RBRVS计算方法

(1)医师工作量相对值计算方法。

①成立专家小组,并确定代表性项目和子专科基准项目。

在全联会支持下,在综合考量口腔科医师专长、医院级别、区域性、学术性、临床经验和子专科均衡性的基础上,由时任牙医师公会全联会理事长陈时中推荐4个子专科(牙体复形科、牙周病学科、根管治疗科、口腔颌面科)7位口腔医师组成专家小组。

杨志良研究团队于1998年11月举行第一次专家小组会议,会议介绍口腔医师工作量研究目的、方法以及美国RBRVS技术体系。会议要求专家小组参照美国RBRVS技术体系、现行口腔科支付项目、各项医疗服务项目服务量的资料,选出25项代表性医疗服务项目以及4个子专科的基准项目,作为问卷调查的基础。由于患者个体差异,相同医疗服务花费口腔医师的工作量会有较大差别。因此,会议要求专家小组对各项代表性医疗服务项目拟定具体的病例描述,使得问卷调查的口腔医师能在相同的认知下评价项目工作量。

表 1-19 各子专科代表性项目和基准项目概况

<table>
<tr><th rowspan="2">子专科类别</th><th colspan="2">代表性项目</th><th>基准项目</th></tr>
<tr><th>个数</th><th>名称</th><th></th></tr>
<tr><td>牙体复形科</td><td>7</td><td>■银粉充填——单面
■银粉充填——双面
■后牙树脂复合材料充填——单面
■后牙树脂复合材料充填——双面
■树脂复合材料充填,酸蚀填补照素光——单面
■树脂复合材料充填,酸蚀填补照素光——双面
■覆随</td><td>银粉充填——单面</td></tr>
<tr><td>牙周病学科</td><td>5</td><td>■牙结石清除——全口
■牙周病紧急处置
■齿龈下括除数——1/2颌
■齿龈下括除数——局部
■牙周骨膜翻开术——1/3颌</td><td>牙结石清除——全口</td></tr>
<tr><td>根管治疗科</td><td>5</td><td>■髓腔开扩+根管治疗——单根
■髓腔开扩+根管治疗——3根以上
■髓腔开扩+乳牙根管治疗
■乳牙断髓处理
■去除铸造牙冠</td><td>髓腔开扩+根管治疗——单根</td></tr>
<tr><td>口腔颌面科</td><td>8</td><td>■简单性拔牙
■口内切开排脓
■复杂性拔牙
■复杂齿切除术
■前齿根尖切除术
■乳牙拔出
■根尖周X射线摄影
■牙科阻断麻醉</td><td>简单性拔牙</td></tr>
</table>

②进行问卷调查。

一是进行分层随机抽样调查医师。以1997年我国台湾地区全联会9201名口腔会员为样本库,专家组综合考虑毕业年龄、住院口腔医师培训年数、执业成熟度等因素,决定将30岁以上、60岁以下的医师作为研究对象。为体现口腔医师在医院或诊所执行形态差异、城乡执业医师行为差异,专家组采用分层随机抽样方法,根据服务场所类别(医院、诊所)和区域类别划分为6个子样本库,再在每个子样本库中随机抽取60名医师,共360名医师作为研究对象。

二是设计问卷进行调查。杨志良研究团队自行设计结构式调查问卷,调查问卷内容包括总工作量、脑力劳动与判断、技能与体力劳动、心理压力、操作时间等。

研究团队将各子专科基准项目总工作量、脑力劳动与判断、技能与体力劳动、心理压力相对值定为100,要求样本医师定量评估各项代表性服务项目与基准项目的相对比值,并估计项目所需要的临床操作时间。

三是问卷资料收集。将问卷结果去除两个标准差后,计算出各项代表服务项目操作时间(为其他执业成本相对值代理变量)、总工作量、脑力劳动与判断、技能与体力劳动、心理压力相对值的平均值,作为各项代表服务项目的相对值。

③信效度检验。

问卷调查结果的信度检验是通过计算两两医师对总工作量相对值看法的一致性来进行的,主要工具为斯皮尔曼相关性检验。问卷调查结果的效度检验主要是通过多元线性回归模型检验医师总工作量分别与操作时间、脑力劳动与判断、技能与体力劳动、心理压力4个维度的相关性来进行。

④外推。

一是由专家组参考代表性服务项目、医保口腔科支付项目,拟定适合外推医师工作量相对值的未调查医疗服务项目。其结果是专家组拟定54项未调查医疗服务项目适合外推。二是专家组依据问卷调查结果,由专家个人判断后,推估该子专科未调查项目的相对值。三是研究团队汇总各专家外推结果形成全口腔科医师工作量相对值。

(2)药品与材料成本相对值计算方法。

据前期研究可知,我国台湾地区口腔科医疗服务使用药品与材料种类较多,且其中很多为共同性(差异较小),选择性(差异较大)药品与材料。若在调查中列出共同性药品与材料,将使调查内容过多;若在调查中列出选择性药品与材料,将使变异性过大。专家组认为研究的目的是求得口腔科各项医疗服务药品与材料成本的相对值,因此,只需用必要非共同性药品与材料来收集成本相对值。

①确定代表性医疗服务项目耗用药品与材料名称和数量。

由专家组拟定25项代表性医疗服务项目耗用的药品与材料,扣除共同性材料(例如棉球、酒精等每项医疗服务必定消耗的材料),初步拟定各项代表性医疗服务项目必要非共同性药品与材料名称和数量。

②选择4家口腔诊所进行问卷调查。

一是设计调查问卷。研究团队根据专家组拟定的代表性医疗服务项目必要非共同性药品与材料名称和数量,设计调查表。二是选取配合度较高的4家诊所,调查25项代表性医疗服务项目必要非共同性药品与材料的实际成本。

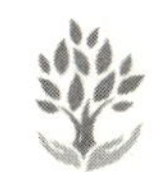

③信效度检验。

问卷调查结果的信度检验是通过计算4家诊所药品与材料成本资料的斯皮尔曼相关系数进行。效度检验由专家小组会议来判定，采取专家效度，由专家组逐项审定代表性医疗服务项目所需药品与材料成本。

④形成药品与材料成本相对值。

以4家诊所“银粉充填——单面”项目的平均成本为基准，将25项代表性项目的必要非共同性药品与材料的平均成本转换为相对值，即银粉充填——单面项目相对值为1。

⑤外推。

未调查项目药品与材料成本相对值外推方法与医师工作量外推相同。专家组依据药品与材料成本相对值调查结果，由专家个人判断后，推估该子专科未调查项目(与医师工作量未调查项目相同)的相对值。

(3)其他执业成本相对值计算方法。

我国台湾地区口腔医学会RBRVS研究团队将临床操作时间作为口腔科其他执业成本(包括医师之外人事成本、房屋设备折旧等)的分摊基础，因此需计算口腔科各医疗服务项目的临床操作时间值。

①调查代表性医疗服务项目临床操作时间。

在医师工作量调查中一并调查代表性医疗服务项目临床操作时间。将问卷调查结果去除2个标准差后，计算出各代表性医疗服务项目临床操作时间的平均值。

②信效度检验。

问卷调查结果的信度检验是通过计算两两医师对临床操作时间看法的一致性进行的，主要工具为斯皮尔曼相关性检验。效度检验采取专家效度，由专家小组会议来判定。

③外推。

未调查项目临床操作时间外推方法与医师工作量外推相同，专家组依据代表性项目临床操作时间相对值调查结果，由专家个人判断后，推估该子专科未调查项目(与医师工作量未调查项目相同)的临床操作时间值。

(4)相对值相同基准转换方法。

医师工作量相对值、药品与材料成本相对值、临床操作时间值基准不同，不能直接加总形成各项医疗服务相对值，需要进行相对值相同基准转换。杨志良研究

团队利用口腔诊所各部门成本占比、服务量数据，将各项医疗服务不同基准的医师工作量相对值、药品与材料成本相对值、临床操作时间值转换为相同基准。

①我国台湾地区抽样调查口腔诊所成本结构。以我国台湾地区全部口腔诊所执业医师为样本库，进行分层随机抽样，每层随机抽取150名（共450名）医师进行问卷调查。研究团队自行设计调查问卷，问卷内容包括各诊所人事费用（受聘医师、助理、其他人员人事费用）、房屋设备折旧、药品与材料支出等3大类费用。问卷回收后计算各类别费用成本平均值和成本占比。

②收集各医疗服务项目服务量。研究团队采用全联会提供的1998年7月至1999年12月共18个月的口腔科各项医疗服务项目服务量数据。

③相对值进行相同基准转化。相同基准转化包括4个步骤：

步骤1：将各项服务的医师工作量相对值与各项服务的服务量相乘并累加，得到医师工作量原始总相对值；将各项服务的药品与材料成本相对值与各项服务的服务量相乘并累加，得到药品与材料成本原始总相对值；将各项服务的临床操作时间值与各项服务的服务量相乘并累加，得到临床操作原始总时间值。

步骤2：根据医师成本、药品与材料成本、其他执业成本占比，以医师工作量原始总相对值为基准，推算出口腔科资源耗用总相对值。

步骤3：根据口腔科资源耗用总相对值和药品与材料成本占比，推算出药品与材料成本总相对值；药品与材料成本总相对值除以药品与材料成本原始总相对值得到转换系数R。

步骤4：根据口腔科资源耗用总相对值与其他执业成本占比，推算出其他执业成本总相对值；其他执业成本总相对值除以临床操作原始总时间值得到转换系数S。

步骤5：将相同基准的转化率套入各项医疗服务项目，得到相同基准的医师工作量相对值、药品与材料成本相对值、其他执业成本相对值，合计得到口腔科各项医疗服务资源耗用相对值。

即：

各项医疗服务资源耗用相对值=医师工作量相对值+药品与材料成本相对值×R+临床操作时间值×S

④相同基准转换举例。

步骤1：计算原始总相对值：

➢ 医师工作量原始总相对值=3917500000

=（100×4000000+200×3500000+⋯+500×5000）

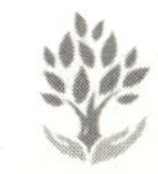

➢药品与材料成本原始总相对值=1843800000

=(100×4000000+150×3500000+…+200×5000)

➢临床操作原始总时间值=414425000

=(15×4000000+25×3500000+…+15×5000)

步骤2:计算成本总相对值:

➢假设医师成本、药品与材料成本、其他执业成本占比分别为50%、10%、40%

➢推算口腔科资源耗用总相对值=3917500000÷50%=7835000000

➢推算药品与材料成本总相对值=7835000000×10%=783500000

➢推算其他执业成本总相对值=7835000000×40%=3134000000

步骤3:计算药品与材料成本、临床操作时间转换系数:

➢药品与材料成本转换系数R=783500000÷1843800000=0.4249

➢临床操作时间转换系数S=3134000000÷414425000=7.5623

步骤4:计算口腔科各项医疗服务资源耗用相对值

➢银粉充填——双面RBRVS=200+150×0.4249+25×7.5623=452.79

➢口内切开排脓RBRVS=200+100×0.4249+15×7.5623=355.92

表1-20 共同基准转换实验数据

医疗项目	原始相对值			服务量/次
	医师工作量	药品与材料成本	临床操作时间	
牙体复形科				
银粉充填——单面	100	100	15	4000000
银粉充填——双面	200	150	25	3500000
银粉充填——三面	300	150	30	500000
口腔外科				
手术后治疗	50	30	10	2000000
齿间暂时固定术	100	80	25	500000
口内切开排脓	200	100	15	600000
根管治疗科				
髓腔开扩+单根管	300	200	60	1000000
髓腔开扩+双根管	700	300	90	500000
髓腔开扩+三根管	1300	300	130	600000

续表

医疗项目	原始相对值			服务量/次
	医师工作量	药品与材料成本	临床操作时间	
麻醉及X射线摄影				
牙科阻断麻醉	300	15	5	2000000
根尖周X射线摄影	100	50	5	2000000
颚关节X射线摄影	500	200	15	5000

注：医师工作量、药品与材料成本为相对值，无单位。

（二）我国台湾地区健保局RBRVS实践概述

1. 我国台湾地区健保局RBRVS框架及实践历程

（1）我国台湾地区健保局RBRVS实践历程。

我国台湾地区健保局为了建立合理的支付标准相对价值表，试图参考美国Medicare RBRVS体系，开发我国台湾地区版的RBRVS。我国台湾地区健保局自2001年7月开始规划我国台湾地区版RBRVS，原计划于2001年12月完成。但由于很少有医学会提供执业成本（其他专业人力、不计价药材、房屋设备折旧等）相对值以及缺乏专科间串联基准项目成本数据资料，故2002年我国台湾地区健保局选择11家医院（6家医学中心、1家区域医院、4家地区医院）进行代表项目单项成本核算，并修改专科间串联方法；2003年我国台湾地区健保局再度选择7家医院进行手术项目执业成本相对值拟定，并再次完善专科间串联方法；2003年3月，我国台湾地区健保局公布《全民健康保险医疗费用支付标准相对值（第一版）》（草案）。2004年7月，我国台湾地区健保局公布《全民健康保险医疗费用支付标准相对值（第二版）》，并将相对值逐步导入所有医院进行医保费用结算；此次改革总共调整2000多项医疗项目，其中与外科各子专科相关的外科手术项目共1062项。外科手术项目相对值取自我国台湾地区外科医学会的技术体系。2011年11月，我国台湾地区健保局邀请成本分析医院于2012年1月前提供全民健康保险医疗费用支付标准代表项各成本分析资料，在代表项目单项成本核算基础上，于2013年出版《全民健康保险医疗费用支付标准相对值（第三版）》。

（2）我国台湾地区健保局RBRVS框架。

具体而言，我国台湾地区健保局RBRVS包括医师工作量相对值、执业成本相对值两部分，执业成本相对值又可分为医师以外其他人员、不计价药材、房屋设备折旧等成本相对值。即：健保局RBRVS=医师工作量相对值+执业成本相对值；两者分别对应医疗项目临床所需投入的医师成本和除医师外其他医疗资源投入成本。

2. 我国台湾地区健保局RBRVS技术方法。

(1)第一版技术体系。

《全民健康保险医疗费用支付标准相对值(第一版)》(草案)技术体系经过三个阶段的开发:

①第一阶段(2001年)。

➢分派各专科负责的医疗服务项目

该步骤由我国台湾地区健保局负责实施。我国台湾地区健保局指定申报量最高专科为各项医疗服务项目负责专科;若项目少于10项者,由各专科医学会自行加入常用项目以便评定相对值。我国台湾地区健保局共指定39个专科医学会负责全民健康保险医疗费用支付标准相对值评估,并要求于3个月内返回评估结果。

➢医师工作量相对值计算方法

该步骤由39个专科医学会负责实施。我国台湾地区健保局未规定医师工作量相对值具体计算方法,仅建议各专科医学会采用名义团体法(Nominal Group)或德尔菲法(Delphi Technique)评估医师参与各项服务之投入起讫平均花费时间,以及相对于基准项目(假设基准项目相对值为1.00)之时间、身心投入、技术难易、心智判断及压力大小的综合相对值来反映医师投入程度。各专科参考基准项目由各专科医学会自行决定。

➢执业成本相对值计算方法

该步骤由39个专科医学会负责实施。我国台湾地区健保局未规定执业成本相对值具体计算方法。我国台湾地区健保局希望各医学会提供负责项目在其他专业人员、不计价药材、房屋设备折旧及维修等3类资源耗用相对于基准项目(假设基准项目相对值为1.00)的个别相对值;各类成本相对值后期则以医院项目成本核算各类成本占比加权计算。但我国台湾地区健保局未强制性要求各医学会必须填报。

➢专科间串联方法

该步骤由我国台湾地区健保局负责实施。

第一步,选定各专科串联基准项目。各专科医学会完成科内相对值评估后,我国台湾地区健保局从各专科中选择3—5项作为专科间串联基准项目。

第二步,确定各专科串联标准基准项目。我国台湾地区健保局要求各专科医

学会针对串联基准项目订定诊疗指引，以便于达成服务内容共识。我国台湾地区健保局在各专科医学会订定诊疗指引后，请代表性医院进行成本分析，最后剔除成本分析与各专科医学会评定的原始相对值差距最大和最小项目，其余基准项目作为各专科标准基准项目。

第三步，计算各专科标准基准项目相对值。我国台湾地区健保局原计划以1999年申报数量为基础，将各专科标准基准项目加权总成本除以加权总相对值，转化为各专科标准基准项目相对值，即推估各专科标准基准项目相对值每点加权平均成本。

各专科标准基准项目加权总成本=Σ(各专科标准基准项目成本×执行次数)

各专科标准基准项目加权总相对值=Σ(各专科标准基准项目相对值×执行次数)

第四步，计算全部标准基准项目相对值。将全部专科标准基准项目加权总成本除以加权总相对值，计算全部标准基准项目相对值，即计算全部专科标准基准项目相对值之每点加权平均成本。

全部专科标准基准项目加权总成本=Σ(全部专科标准基准项目成本×执行次数)

全部专科标准基准项目加权总相对值=Σ(全部专科标准基准项目相对值×执行次数)

第五步，计算各专科调整系数。计算方法为：各专科标准基准项目相对值÷全部标准基准项目相对值。

第六步，计算专科间跨科共同基准相对值。计算方法为：将各专科医学会评定的科内原始相对值乘各专科调整系数，可得全部跨科共同基准相对值。

②第二阶段(2002年)。

由于专科医学会很少在第一阶段提报其他专业人力、不计价药材、房屋设备折旧等资源耗用相对值以及代表性医院专科串联基准项目成本核算并未开始，导致第一阶段技术体系难以推行。因此，我国台湾地区健保局在第二阶段在11家医院开展了专科代表项目医疗服务项目成本核算，并修改了专科间串联方法。

➢专科代表项目医疗服务项目成本核算

第一步，拟定各专科成本分析代表项目选取方法。我国台湾地区健保局依照成本结构特质分类，各类从2000年申报量排序前5名中随机抽取一项为代表项目，每专科选出3—5项串联代表项目。所选出的多半为专科常执行、服务内容变异小、难易度适中的项目，共有103项(手术类项目20项，非手术类项目83项)。进

行成本分析前，我国台湾地区健保局要求各专科医学会订定各专科代表项目诊疗指引，以期各医院进行成本分析时认知能一致。

第二步，选定各专科成本分析代表医院。在各专科医学会订定各专科代表项目诊疗指引后，我国台湾地区健保局邀请各大医事团体推荐38家医院，最后11家医院参加成本分析，其中包含6家医学中心、1家大区域医院、4家地区医院。

第三步，进行代表项项目成本核算，并进行合理性校正。依据张锦文教授的相关研究确定成本定义及核算方法，成本核算内容分为用人成本、不计价药材成本、直接的房屋设备折旧成本、作业费及行政管理成本等，由成本分析专家及临床专家共同检视各医院基准项目成本准确性。由于只有11家医院配合成本分析，因此我国台湾地区健保局依据11家之成本核算资料进行合理性校正。用人成本的校正是将薪资、时间、工作负荷以中位数取代；房屋设备折旧成本等根据用人成本的校正时间作二度校正。

➢修改专科间串联方法

第一步，选定专科间串联基准项目。我国台湾地区健保局将变异系数低、多数医院提供成本资料的气压式眼压测定项目（项目编码：23305C）作为专科间串联相对值基准项目。

第二步，计算各医院各专科代表项目相对值。计算方法为：各医院各专科代表项目成本÷各医院气压式眼压测定项目成本。

第三步，计算各专科代表项目相对值。具体方法为：将11家医院各专科代表项目相对值中位数作为各专科代表项目相对值。

第四步，计算各专科代表项目成本，并计算医师成本、其他专业人力成本、不计价药材成本、房屋设备折旧成本等各类成本占比。具体方法为：将11家医院各专科代表项目成本中位数作为各专科代表项目成本，然后计算各专科代表项目医师成本、其他专业人力成本、不计价药材成本、房屋设备折旧成本等占比。

第五步，计算串联后各专科代表项目各类成本相对值。具体方法为：各专科代表项目相对值分别乘以各类成本占比。

第六步，计算各专科负责项目各类成本的串联后相对值。具体方法为：利用串联后各专科代表项目各类成本相对值除以学会申报的专科代表项目各部门原始相对值。

第七步，计算各专科负责项目串联后相对值。具体方法为：将各专科负责项目各类成本的串联后相对值进行加总。

③第三阶段(2003年)。

虽然第二阶段获得了11家医院103项专科成本分析代表项目成本数据资料,但仍然缺乏执业成本相对值及所属的各类成本相对值。因此,我国台湾地区健保局于第三阶段在7家医院完成了20项手术项目的执业成本(其他专业人力、不计价药材、房屋设备折旧等资源耗用)相对值评估工作,并再次修改了专科间串联方法。

➢评估手术项目的执业成本相对值

鉴于各专科医学会很少陈报医师投入以外的相对值,故我国台湾地区健保局联合7家医院另行完成了20项手术项目的执业成本相对值计算。第三阶段的方法将用人成本共同参数(薪资、时间、工作负荷)标准化,但其方法不详。

➢专科间串联方法

■非手术类专科间串联方法

第一步,计算各专科代表项目成本和各类成本占比。该方法同第二阶段第四步。

第二步,计算各专科负责项目的推估成本。

对于提供执业成本相对值的专科医学会,采用以下方法计算:首先,计算各专科代表项目各类成本原始相对值每点加权成本,具体方法为将各专科代表项目各类成本除以对应的原始相对值;其次,计算各专科负责项目的推估成本,具体方法为将各专科负责项目各类成本原始相对值乘以各专科代表项目各类成本原始相对值每点加权成本并加总。

对于未提供执业成本相对值的专科医学会,采用以下方法计算:以各专科代表项目医师投入成本占比作为专科所有负责项目的医师投入成本占比,结合推算出的专科负责项目医师投入成本,推估出专科负责项目成本。

第三步,计算各专科负责项目串联后相对值。具体方法为:由于各医院"小于2公分(1公分=1厘米)之脸部以外皮肤及皮下肿瘤摘除术(项目编码:62010C)"成本分析的结果较一致,且与现行支付标准差异较小,故以"小于2公分之脸部以外皮肤及皮下肿瘤摘除术"为基准,重新调整所有项目相对值。即各专科负责项目的推估成本除以"小于2公分之脸部以外皮肤及皮下肿瘤摘除术"项目成本为各专科负责项目串联后相对值。

■手术类专科间串联方法

第一步,计算手术类项目执业成本相对值。由7家医院完成医师以外其他人员、不计价药材、房屋设备折旧成本等相对值。

第二步，计算各专科相同基准相对值。具体方法为：以一般外科为中心，寻找各专科与该科重叠项目作为交叉联结的项目，等比例将各专科原始相对值联结为相同基准相对值。

第三步，计算各专科负责项目的推估成本。参照非手术类专科间串联方法。

第四步，计算各专科负责项目串联后相对值。参照非手术类专科间串联方法。

表1-21　我国台湾地区健保局RBRVS第一版技术体系概述

<table>
<tr><th colspan="2">技术要素</th><th rowspan="2">第一阶段（2001年）</th><th rowspan="2">第二阶段（2002年）</th><th rowspan="2">第三阶段（2003年）</th></tr>
<tr><th>一级指标</th><th>二级指标</th></tr>
<tr><td>基本框架</td><td>—</td><td>RBRVS=医师工作量+执业成本相对值</td><td>同一</td><td>同一</td></tr>
<tr><td>分配各专科负责项目</td><td>—</td><td>项目执行次数最高专科负责</td><td>同一</td><td>同一</td></tr>
<tr><td rowspan="4">医师投入相对值</td><td>专家小组</td><td>39个专科医学会自行组织专家小组</td><td>同一</td><td>同一</td></tr>
<tr><td>研究方法</td><td>各专科医学会自定，建议德尔菲法和名义团体法</td><td>同一</td><td>同一</td></tr>
<tr><td>基准项目</td><td>各专科医学会自定</td><td>同一</td><td>同一</td></tr>
<tr><td>评价维度</td><td>评估医师投入起讫平均花费时间。综合评价医师投入相对值，不单独评价投入时间、身心投入、技术难易、心智判断及压力大小相对值，也不单独评价服务前后工作量</td><td>同一</td><td>同一</td></tr>
<tr><td rowspan="3">执业成本相对值</td><td>评价情况</td><td>很少专科医学会评价</td><td>很少专科医学会评价</td><td>在7家医院完成20项手术项目执业成本相对值评价</td></tr>
<tr><td>评价维度</td><td>医师以外其他专业人员、不计价药材、设备折旧及维修等资源</td><td>同一</td><td>同一</td></tr>
<tr><td>基准项目选取</td><td>在相对值调查后选取，未公布方法；各学会订定诊疗指引</td><td>按成本结构特质分类，各类以2000年申报量排序前5名中随机抽取1项为代表项目，每专科选出3—5项串联用代表项目；各学会订定诊疗指引</td><td>同二</td></tr>
</table>

续表

技术要素		第一阶段(2001年)	第二阶段(2002年)	第三阶段(2003年)
一级指标	二级指标			
	基准项目成本核算	代表医院进行基准项目成本核算	各大医事团体推荐38家医院,仅11家参加,项目成本定义及核算方法依据张锦文教授的相关研究	同二
	基准项目成本合理性校正	医院成本核算专家和临床专家再检视成本资料,工作小组确认	用人成本(薪资、时间、工作负荷)以中位数校正;折旧成本再依据用人成本之校正时间二次校正	用人成本(薪资、时间、工作负荷)改为标准化校正
专科间串联	串联基准项目确定	扣除各科基准项成本与相对值差距二侧极值项,所余项目	气压式眼压测定项目(项目编码:23305C)	小于2公分之脸部以外皮肤及皮下肿瘤摘除术(项目编码:62010C)
	专科间串联步骤	第1步,选定各专科串联基准项目; 第2步,确定各专科串联标准基准项目; 第3步,计算各专科标准基准项目相对值; 第4步,计算全部标准基准项目相对值; 第5步,计算各专科调整系数; 第6步,计算专科间跨科共同基准相对值	第1步,选定专科间串联基准项目; 第2步,计算各医院各专科代表项目相对值; 第3步,计算各专科代表项目相对值; 第4步,计算各专科代表项目成本,并计算医师成本、其他专业人力成本、不计价药材成本、房屋设备折旧成本等各类成本占比; 第5步,计算串联后各专科代表项目各类成本相对值; 第6步,计算各专科负责项目各类成本的串联后相对值; 第7步,计算各专科负责项目串联后相对值	1.非手术类专科间串联方法: 第1步,计算各专科代表项目成本和各类成本占比; 第2步,计算各专科负责项目的推估成本; 第3步,计算各专科负责项目串联后相对值 2.手术类专科间串联方法: 第1步,计算手术类项目执业成本相对值; 第2步,计算各专科相同基准相对值; 第3步,计算各专科负责项目的推估成本; 第4步,计算各专科负责项目串联后相对值
	有无外推	无	无	有

(2)第二版外科手术项目技术体系。

2004年7月,我国台湾地区健保局公布《全民健康保险医疗费用支付标准相对值(第二版)》,并在所有医院实施。第二版相较于第一版,最大不同是外科手术项目相对值采用我国台湾地区外科医学会的技术体系。《全民健康保险医疗费用支付标准相对值(第二版)》总共调整2000多项诊疗项目,其中外科手术项目调整1062项。因此,非常有必要概述外科医学会手术项目相对值技术方法。

表1-22　第二版外科各子专科手术项目相对值调整概况

外科子专科	调升项/项	调降项/项	不变项/项	平均调幅/%	新点数增加总值/%
消化外科	118	6	36	32	11
大肠直肠外科	42	3	10	41	19
整形外科	153	19	69	46	24
泌尿外科	106	10	42	32	8
小儿外科	27	1	26	12	19
神经外科	41	4	40	16	4
心脏外科	30	1	26	31	10
胸腔外科	27	4	27	19	5
骨科	103	20	71	25	3
外科全体	**647**	**68**	**347**	**31**	**7**

①我国台湾地区外科医学会RBRVS理论框架。

我国台湾地区外科医学会RBRVS系统由我国台湾地区外科医学会张北叶、洪志洋研究团队在我国台湾地区健保局支持下于2002—2003年开发而成。具体而言，我国台湾地区外科医学RBRVS包括医师投入工作总量相对值、医师执业成本相对值、医师执业风险成本相对值、专科医师训练投入成本相对值4部分。医师投入工作总量相对值反映投入服务时间、投入精神力及判断力、投入技术程度及体力、投入之心理压力、服务前准备及处置后照护等5方面的医师资源投入；医师执业成本相对值反映工作人员薪资、材料及药品、房屋医疗设备折旧等方面的资源投入；医师执业风险成本相对值反映医疗失误、医疗纠纷、病患或家属施暴、被医疗器械伤害或感染重大疾病等4个方面的资源投入；专科医师训练投入成本相对值反映专科基本技术训练、专科困难技术训练及专科稀有技术训练等3方面的资源投入。

区别于美国RBRVS单独评价医师工作量相对值、执业成本相对值和医疗风险相对值，我国台湾地区外科医学会外科手术项目相对值评价不单独评价医师投入工作总量相对值、医师执业成本相对值、医师执业风险成本相对值、专科医师训练投入成本相对值，而是采取综合评价方法。另外，区别于美国RBRVS跨专科串联，由于各亚外科使用相同评价模式、求出的手术项目相对值可直接串联，故我国台湾地区外科医学会各亚外科不需进行跨专科串联。

就具体方法而言，我国台湾地区外科医学会主要采用德尔菲法、名义团体法、层次分析法(AHP)、模糊多准则决策法等4种方法推导外科手术项目相对值。德尔菲法用于构建外科手术项目评价要素指标体系；名义团体法用于各亚外科手术项目分群、确定每群基准项目、拟定各亚外科手术项目专家意见相对值；层次分析法用于计算各亚外科手术项目一级评价要素和二级评价要素相对权重；模糊多准则决策法用于计算各群基准项目相对值。

②我国台湾地区外科医学会RBRVS计算方法。

第一步：构建外科手术项目相对值评价要素理论框架。

在文献研究基础上，采用两轮德尔菲法来构建外科手术项目相对值评价要素理论框架。德尔菲法研究结果显示：外科手术项目相对值评价要素分为医师投入工作总量、医师执业成本、医师执业风险成本及专科医师训练投入成本等4个一级指标，投入服务时间、投入精神力及判断力、投入技术程度及体力等16个二级指标。

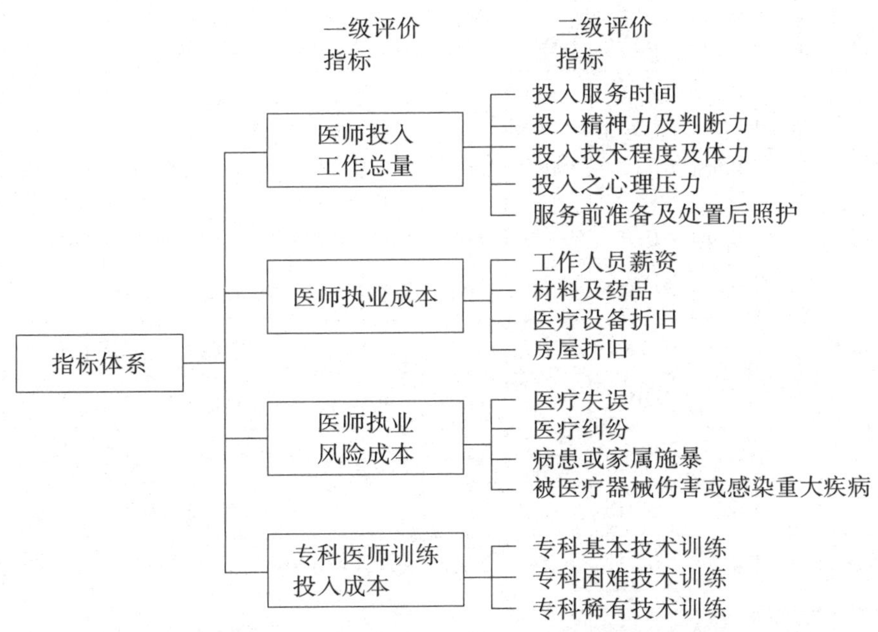

图1-2　我国台湾地区外科医学会外科手术项目相对值评价要素指标体系

第二步：计算各亚外科手术项目相对值各级评价要素权重。

采用层次分析法计算各亚外科手术项目相对值一级评价要素和二级评价要素权重。下表为外科各亚专科手术项目相对值一级指标权重和二级指标权重层次分析法计算后的问卷结果。

表1-23　我国台湾地区外科医学会9个亚专科专家AHP一级评价要素权重

评价要素	一般外科（n=26）	骨科（n=31）	整形外科（n=19）	泌尿外科（n=23）	神经外科（n=18）	胸腔外科（n=13）	心脏外科（n=13）	直肠外科（n=16）	小儿外科（n=10）	平均（n=169）
医师投入工作总量	0.494	0.475	0.467	0.446	0.447	0.473	0.477	0.498	0.485	0.473
医师执业成本	0.192	0.185	0.143	0.163	0.134	0.161	0.168	0.176	0.164	0.168
医师执业风险成本	0.140	0.150	0.178	0.138	0.167	0.143	0.168	0.129	0.175	0.152
专科医师训练投入成本	0.174	0.190	0.212	0.254	0.252	0.223	0.187	0.197	0.176	0.207

表1-24　我国台湾地区外科医学会9个亚专科专家AHP二级评价要素权重

评价要素	一般外科（n=26）	骨科（n=31）	整形外科（n=19）	泌尿外科（n=23）	神经外科（n=18）	胸腔外科（n=13）	心脏外科（n=13）	直肠外科（n=16）	小儿外科（n=10）	平均（n=169）
投入服务时间	0.131	0.138	0.108	0.094	0.100	0.097	0.096	0.111	0.104	0.113
投入精神力及判断力	0.107	0.091	0.092	0.098	0.087	0.093	0.091	0.099	0.095	0.095
投入技术程度及体力	0.110	0.106	0.099	0.103	0.099	0.102	0.094	0.132	0.136	0.108
投入之心理压力	0.089	0.076	0.100	0.088	0.093	0.100	0.098	0.077	0.082	0.088
服务前准备及处置后照护	0.061	0.063	0.068	0.062	0.068	0.081	0.098	0.078	0.067	0.069
工作人员薪资	0.084	0.083	0.058	0.075	0.059	0.066	0.057	0.072	0.081	0.072
材料及药品	0.034	0.045	0.025	0.033	0.031	0.036	0.051	0.047	0.040	0.038
医疗设备折旧	0.040	0.041	0.041	0.035	0.039	0.040	0.047	0.035	0.029	0.039
房屋折旧	0.024	0.016	0.021	0.019	0.022	0.020	0.013	0.023	0.015	0.019
医疗失误	0.033	0.036	0.056	0.034	0.036	0.040	0.041	0.043	0.042	0.039
医疗纠纷	0.040	0.046	0.060	0.037	0.060	0.048	0.058	0.041	0.069	0.049
病患或家属施暴	0.036	0.027	0.032	0.028	0.034	0.024	0.027	0.021	0.028	0.029
被医疗器械伤害或感染重大疾病	0.030	0.041	0.030	0.039	0.037	0.030	0.042	0.025	0.036	0.035
专科基本技术训练	0.059	0.062	0.070	0.069	0.059	0.076	0.040	0.068	0.046	0.062
专科困难技术训练	0.064	0.066	0.078	0.099	0.087	0.075	0.083	0.077	0.070	0.077
专科稀有技术训练	0.059	0.062	0.065	0.086	0.090	0.071	0.064	0.051	0.060	0.068

第三步：根据器官系统将各亚外科手术项目分为若干群，并确定每群基准项目。

采用名义团体法，根据器官名称将各亚外科手术项目分为若干群，以器官系统划分的依据是：因同一器官或系统疾病的性质相近，在思考支付标准订定时比较容易察觉其合理的相对价值。在分群的基础上，各亚专科咨询专家再在每群中挑选一项代表性手术项目作为每群的基准项目，下表为骨科手术项目分群及每群基准项目展示。

表1-25　骨科手术项目分群及每群手术基准项目

序号	项目分群	群内项目数	手术基准项目
1	一般骨科	24项	骨或软骨移植术
2	肌腱手术	21项	跟腱断裂缝合术
3	骨折脱臼手术	33项	胫骨骨折开放性复位术
4	徒手复位术	18项	下腿骨、上臂骨骨折徒手复位术
5	截肢手术	16项	四肢切断术（小腿、上臂、前臂）
6	关节整形手术	13项	股骨头坏死钻洞手术
7	人工关节手术	17项	全股关节置换术
8	神经及脊椎手术	21项	椎间盘切除术（腰椎）
9	骨肿瘤手术	6项	恶性骨瘤广泛切除（一次）
10	运动医学手术	9项	肩旋转袖破裂修补术（重度）
11	手及踝手术	9项	大脚趾外翻（截骨术）
12	小儿骨科手术	9项	先天性髋骨脱臼——开放复位

第四步：采用名义团体法调查各外科手术项目支付标准专家意见相对值

采用名义团体法调查各外科手术项目支付标准专家意见相对值，基本方法是以我国台湾地区2003年公布的第一版外科手术垫支为基础，允许专家做±50%的修正。为避免专家在填写过程被第一版实际支付点值所左右，而无法做出客观判断，外科学会研究人员在问卷设计时，将亚专科内手术项目一律以相对值呈现，做法是选一项科内手术项目为基准，将其他手术项目之各项考量标准换算成相对值。各子专科专家总体意见相对值分析完后，再乘以原基准项之支付点数，即得各手术项目之专家意见支付点值。

第五步：计算各亚外科每群手术基准项目相对值。

采用模糊多准则决策法计算各亚外科每群手术基准项目相对值，计算过程具体分为三步：第一步，计算各基准项目支付标准综合效用值。各基准项目支付标准综合效用值=各亚专科二级指标权重值×专家表达的各基准项目二级指标主观模糊效用值。各亚专科二级指标权重值来源于第二步。第二步，求解各基准项目综合效用值的最佳非模糊综效值(BNP)。每一个手术项目支付标准的模糊综效值决定即是一个模糊数，需先解模糊后，才可以进行综合效用矩阵的计算。我国台湾地区外科医学会采用区域中心值(Center of Area，COA)法求解BNP。第三步，将各基准项目BNP值标准化从而转换为各基准项目相对值。标准化公式为：标准化相对值=$10^{\text{BNP值}}-1$。下表为普外科各群手术基准项目的BNP值、BNP相对值、手术基准项目相对值。

表1-26 普外科各群手术基准项目的BNP值、BNP相对值、手术基准项目相对值

评价要素	乳癌根治术——单侧	单侧次全甲状腺切除术	脾脏修补术	皮下肿瘤摘除术(中)	Whipple手术	次全或半胃切除术	阑尾切除术	左肝叶切除术	胆囊切除术	胰脏尾端部分切除术	鼠蹊疝气修补术
C11	5.582	4.251	4.967	1.704	8.794	6.443	3.349	6.763	4.059	5.896	3.518
C12	5.092	4.793	5.008	1.759	7.637	5.225	3.381	6.250	4.047	5.326	2.840
C13	6.746	6.063	6.264	2.212	8.803	6.342	3.592	8.113	5.358	7.447	3.704
C14	4.043	4.157	4.566	1.928	6.664	4.724	2.660	5.704	3.730	4.596	2.266
C15	2.557	2.959	3.312	0.992	4.564	3.648	2.410	3.911	2.393	3.738	1.967
C21	6.995	6.594	7.041	1.886	10.250	8.029	4.031	8.480	5.359	7.743	3.534
C22	2.078	1.880	1.996	0.826	3.038	2.415	1.402	2.549	2.094	2.286	1.346
C23	2.604	1.825	2.134	0.723	4.480	2.944	1.263	3.234	1.787	2.691	1.365
C24	1.649	1.113	1.473	0.488	2.833	2.004	0.877	2.100	1.320	1.884	0.928
C31	0.968	1.129	0.928	0.537	1.530	1.441	1.170	1.362	1.277	1.169	0.880
C32	1.130	1.229	1.018	0.660	1.506	1.485	1.318	1.329	1.464	1.052	1.002

续表

评价要素	乳癌根治术——单侧	单侧次全甲状腺切除术	脾脏修补术	皮下肿瘤摘除术(中)	Whipple 手术	次全或半胃切除术	阑尾切除术	左肝叶切除术	胆囊切除术	胰脏尾端部分切除术	鼠蹊疝气修补术
C33	0.938	0.968	0.895	0.657	0.932	0.963	0.891	0.912	0.933	0.876	0.823
C34	0.741	0.694	0.796	0.438	0.995	0.926	0.675	0.979	0.870	0.806	0.627
C41	3.394	3.196	3.187	0.895	3.998	3.046	1.844	3.614	2.701	3.563	1.819
C42	2.716	2.359	2.390	1.985	3.918	2.931	2.057	3.561	2.283	2.600	2.078
C43	3.186	3.026	3.815	1.740	4.820	3.802	2.133	4.403	2.909	4.279	2.097
BNP	50.420	46.236	49.792	19.429	74.763	56.366	33.053	63.263	42.584	55.951	30.795
BNP相对值	1.000	0.917	0.988	0.385	1.483	1.118	0.656	1.255	0.845	1.110	0.611
手术基准项目相对值	1.000	0.826	0.972	0.243	3.039	1.312	0.452	1.798	0.699	1.287	0.408

注:实际计算时采用了精确值计算,并不是将四舍五入值进行合计,后同。

第六步:计算各亚外科手术项目相对值。

各基准项目相对值带入各群专家意见相对值(来源于第四步),可求出该群内各手术项目相对值;进一步将各群内手术项目相对值汇总形成各亚专科手术项目相对值。

第七步:汇总所有亚专科手术项目相对值形成外科手术项目相对值表。

由于各亚专科使用相同模式,求出的手术项目相对值可直接串联,无须再进行跨科相对值串联工作。因此,将9个亚专科手术项目相对值汇总形成外科手术项目相对值表。

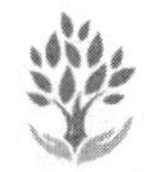

(3)第三版代表项目成本核算概述。

①全民健康保险医疗费用支付标准代表项各成本分析表。

表1-27　全民健康保险医疗服务给付项目及支付标准诊疗项目代表项单项成本分析表

<table>
<tr><td colspan="7">医疗院所名称：</td><td colspan="3">医事机构代号：</td></tr>
<tr><td colspan="3">诊疗项目名称：</td><td colspan="4">支付标准编号：</td><td colspan="3">院内主要执行专科别代码：</td></tr>
<tr><td rowspan="35">直接成本</td><td rowspan="7">一、用人成本</td><td>人员分类</td><td colspan="2">人数</td><td>每人每分钟成本</td><td colspan="2">耗用时间/分</td><td>成本小计</td><td>成本合计</td></tr>
<tr><td>1.主治医师以上</td><td colspan="2"></td><td></td><td colspan="2"></td><td></td><td></td></tr>
<tr><td>2.住院医师</td><td colspan="2"></td><td></td><td colspan="2"></td><td></td><td></td></tr>
<tr><td>3.护产人员</td><td colspan="2"></td><td></td><td colspan="2"></td><td></td><td></td></tr>
<tr><td>4.医事人员</td><td colspan="2"></td><td></td><td colspan="2"></td><td></td><td></td></tr>
<tr><td>5.行政人员</td><td colspan="2"></td><td></td><td colspan="2"></td><td></td><td></td></tr>
<tr><td>6.工友、技工</td><td colspan="2"></td><td></td><td colspan="2"></td><td></td><td></td></tr>
<tr><td rowspan="5">二、不计价材料或药品成本</td><td>品名</td><td colspan="2">单位</td><td>单位成本</td><td colspan="2">消耗数量</td><td>成本小计</td><td>成本合计</td></tr>
<tr><td>1.</td><td colspan="2"></td><td></td><td colspan="2"></td><td></td><td></td></tr>
<tr><td>2.</td><td colspan="2"></td><td></td><td colspan="2"></td><td></td><td></td></tr>
<tr><td>3.</td><td colspan="2"></td><td></td><td colspan="2"></td><td></td><td></td></tr>
<tr><td>4.</td><td colspan="2"></td><td></td><td colspan="2"></td><td></td><td></td></tr>
<tr><td rowspan="5">三、计价药材成本</td><td>品名</td><td colspan="2">单位</td><td>单位成本</td><td colspan="2">消耗数量</td><td>不计算</td><td></td></tr>
<tr><td>1.</td><td colspan="2"></td><td></td><td colspan="2"></td><td></td><td></td></tr>
<tr><td>2.</td><td colspan="2"></td><td></td><td colspan="2"></td><td></td><td></td></tr>
<tr><td>3.</td><td colspan="2"></td><td></td><td colspan="2"></td><td></td><td></td></tr>
<tr><td>4.</td><td colspan="2"></td><td></td><td colspan="2"></td><td></td><td></td></tr>
<tr><td rowspan="8">四、医疗设备折旧费用</td><td rowspan="4">按时间计算</td><td>品名</td><td>取得成本</td><td>使用年限</td><td>每分钟折旧金额</td><td>占用时间/分</td><td>成本小计</td><td>成本合计</td></tr>
<tr><td>1.</td><td></td><td></td><td></td><td></td><td></td><td></td></tr>
<tr><td>2.</td><td></td><td></td><td></td><td></td><td></td><td></td></tr>
<tr><td>3.</td><td></td><td></td><td></td><td></td><td></td><td></td></tr>
<tr><td rowspan="4">其他</td><td>名称</td><td colspan="4">计算方式说明</td><td>成本小计</td><td></td></tr>
<tr><td>1.</td><td colspan="4"></td><td></td><td></td></tr>
<tr><td>2.</td><td colspan="4"></td><td></td><td></td></tr>
<tr><td>3.</td><td colspan="4"></td><td></td><td></td></tr>
<tr><td colspan="9">五、非医疗设备折旧费用=医疗设备折旧费用 ×Y% =</td></tr>
<tr><td rowspan="6">六、房屋折旧</td><td rowspan="4">按时间计算</td><td>品名</td><td>取得成本</td><td>使用年限</td><td>每分钟折旧金额</td><td>占用时间/分</td><td>成本小计</td><td></td></tr>
<tr><td>1.</td><td></td><td></td><td></td><td></td><td></td><td></td></tr>
<tr><td>2.</td><td></td><td></td><td></td><td></td><td></td><td></td></tr>
<tr><td>3.</td><td></td><td></td><td></td><td></td><td></td><td></td></tr>
<tr><td rowspan="2">其他</td><td>名称</td><td colspan="6">计算方式说明</td></tr>
<tr><td>1.</td><td colspan="6"></td></tr>
<tr><td></td><td></td><td>2.</td><td colspan="6"></td></tr>
<tr><td></td><td></td><td>3.</td><td colspan="6"></td></tr>
<tr><td colspan="9">七、维修费用＝（医疗设备折旧费用+非医疗设备折旧费用+房屋折旧费用）×Z%</td></tr>
<tr><td colspan="8">直接成本合计</td><td></td><td></td></tr>
<tr><td colspan="8">八、作业及管理费用（直接成本 × X%）</td><td></td><td></td></tr>
<tr><td colspan="8">成本总计</td><td></td><td></td></tr>
</table>

填表说明：

一、用人成本

(一)专科医师

1.依专科别，再分主治医师以上(含)、住院医师等2类。

2.专科别区分如下：

代码	专科名称	代码	专科名称	代码	专科名称	代码	专科名称
01	内科	09	泌尿科	17	妇产科	25	心脏科
02	外科	10	急诊	18	眼科	26	血液病科
03	大肠直肠外科	11	整形外科	19	麻醉科	27	放射肿瘤科
04	小儿外科	12	免疫科	20	复健科	28	核子医学科
05	皮肤科	13	风湿病科	21	肾脏科	29	病理科
06	耳鼻喉科	14	神经外科	22	精神科	30	神经科
07	儿科	15	胸腔暨重症加护	23	消化系内科	31	胸腔及心脏血管外科
08	放射诊断科	16	骨科	24	内分泌科	32	消化系外科

3.每分钟成本：每人每年平均薪资÷(每人平均全年实际上班时数×工作负荷比例)÷60分钟=$A\div(B\times C)\div60$。

4.每人每年平均薪资包括本薪、各项津贴、奖金、加班费、(公)劳保费、健保费、退休金(含劳退退休提拨金)等医院实际支出之成本。

5.每人平均全年实际上班时数：指医院医师不扣除自行特休假或教学研究之实际上班时数。

6.工作负荷比例：实际真正投入工作之时数(不含教学研究)÷实际上班时数(不含教学研究)。

(二)其他专业人员

1.护产人员：有合格执业证照之护产从事人员。

2.医事人员包含医事检验师(士)、医事放射师(士)、营养师、职能治疗师(生)、物理治疗师(生)、药师(药剂生)、听力师、语言治疗师、临床(咨询)心理师、呼吸治疗师等。本项为医事人员综合薪资，不另细分类。

3.每人每年平均薪资、每人平均全年实际上班时数、工作负荷比例以及每分钟成本之定义同专科医师。

(三)成本小计

人数×每人每分钟成本×耗用时间。

(四)成本合计

各类人员成本之合计。

二、不计价材料或药品成本

1. 因单项诊疗、检查(验)所需且不得再另行申报之药品及医材成本,其中包括器械包布洗缝、消毒费用。

2. 不含计价药品及特材。

3. 单位成本:以医院进价成本列计。

4. 耗用数量:为实际使用数量。

5. 成本小计:单位成本×耗用数量。

6. 合计成本:各类计价材料或药品成本之合计。

三、医疗设备折旧费用

1. 直接用于治疗(手术)、检查(验)服务所使用之设备耗用的成本。

2. 取得成本:系指医疗设备于购买时,为达可使用之情况所支付之成本。

(1)捐赠的设备成本请填报实际取得金额,并注明属捐赠。

(2)设备已超过使用年限之折旧费应以0新台币计算。

(3)医院内相同功能之设备因规格不同导致价差大,医院以主要使用设备为成本分析对象,无法区分主要使用设备时,以使用量加权方式处理。

(4)设备金额在2000万新台币以上者,应详细填写设备之名称,并加注机型及功能(例如CT 64切)。

3. 使用年限:按《固定资产耐用年数表》,设备折旧年限以7年摊提。

4. 每分钟折旧金额:取得成本÷使用年限÷(全年上班时数×工作负荷比例)÷60分钟。

5. 占用时间:每人次设备使用时间(分钟)。

6. 成本小计:各类设备费用成本之合计。

四、非医疗设备折旧=医疗设备费用×$Y\%$

$Y\%$(非医疗设备百分比):非医疗设备折旧以医疗设备折旧费用的$Y\%$计算

五、房屋折旧费用

1. 房屋所占面积成本:直接用于治疗(手术)、检查(验)服务所使用之空间耗用的成本。

2. 取得成本:系指房屋及医疗设备于购买时,为达可使用之情况所支付之成本。捐赠的房屋成本请填报实际取得金额,并注明属捐赠。

3. 使用年限:按《固定资产耐用年数表》,房屋折旧年限以50年摊提。

4. 每分钟折旧金额:取得成本÷使用年限÷(全年上班时数×工作负荷比例)÷60分钟。

5. 占用时间：每人次房屋使用时间（分钟）。

6. 成本小计：每分钟折旧金额×占用时间。

六、维修费用：（医疗设备折旧费用+非医疗设备折旧费用+房屋折旧费用）×Z%

Z%（维修费用百分比）：维修费用以（房屋折旧费用＋医疗设备折旧费用＋非医疗设备折旧费用）的Z%估算。

七、作业管理费用=直接成本×X%。

X%（作业及行政管理费百分比）：作业及行政管理费，以直接成本的X%估算。

②我国台湾地区医学会对第三版的具体调整方法。

自2004年逐步导入2.0版以来，经过6年的实践，各专科医学会基本掌握了RBRVS技术，并有能力提供执业成本及所属的各类成本相对值。因此，我国台湾地区健保局于2011年9月6日至9月21日对2.0版进行了技术更新，并于2013年1月1日正式实施3.0版支付标准。总体来讲，3.0版技术体系有5个方面的技术更新。一是分派各专科负责的医疗服务项目。基本分派原则与1.0版相似，以2008—2010年该支付项目申报量最大的专科为各项医疗服务项目负责专科。同时，我国台湾地区健保局发函邀请各专科医学会确认分派项目的适当性，根据各专科医学会的建议重新分派，并对项目名称、给付条件进行修正（拆分、合并或删除）等。共有34个专科医学会参与评估（2011年我国台湾地区共有37个专科医学会，内科、小儿外科、放射肿瘤科未参与），其中急症、整形外科、精神科等3个专科仅填报了医师投入相对值表。各专科内医师投入相对值、执业成本及所属的各类成本相对值评估方法沿用1.0版的名义团体法，由各专科医学会负责实施。二是修改各专科代表项目选定方法。该方法由我国台湾地区健保局事后确定，方法包括确定分组方式和选取条件两部分。根据分组方式将各专科支付项目分为手术类和非手术类两类：手术类按照科别进行分组，非手术类项目按照成本相似性予以分组。代表项目选取条件为普遍、常用、难易程度适中，我国台湾地区健保局从申报量前10位中随机抽样，最终抽取代表项目116项。三是进行各专科代表项目成本核算。参与代表项目成本核算的医院由我国台湾地区医院协会和健保局各分区业务组推荐，按照我国台湾地区健保局制定的全民健康保险医疗服务给付项目及支付标准诊疗项目成本分析调查表进行项目成本核算。调查表包括：成本参数表、作业流程表、成本分析表。其中，成本参数表中的成本参数分专科医师、其他专业人员、房屋与设备、年度作业及行政管理等方面的费用占比4类。作业流程表将作业流程分为前期、中期、后期3个阶段，分别调查设备和人力消耗情况。成本分析表包括直接成本和间接成本，直接成本包括人员（医师及其他专业人员等）经费、不计价材料或药品成本、医疗设备折旧、非医疗设备折旧、房屋折旧、维修费用等6类，间接成本为作业及管理费用。成本参数表、作业流程表所调查收集的参数（数据）供成本分析表使用。比如，成本参数表获取的“年度作业及行政管理费用占比”×直接成本=间接成本。四是修改专科间串联方法。区别于1.0和2.0版，3.0版参与评估的31个专科医学会完整地填报了所分配项目的医师投入相对值、执业成本相对值及所属的各类成本相对值，且我国台湾地区健保局完整地收集了各专科代表项目成本核算数据，故3.0版专科间串联方法相对简单。各专科各项目相对值（总相对值=医师投入相对值+执业成本相对值）除以各专科代表项目相对值，再乘以各专科代表项目成本，得到各专科各项目串联后相对值。五是计算其他未调查专科相对值。未参与评量的医学会（内科、小儿外科、放射肿瘤科）所属项目，按照现行支付价格（点数）外推。

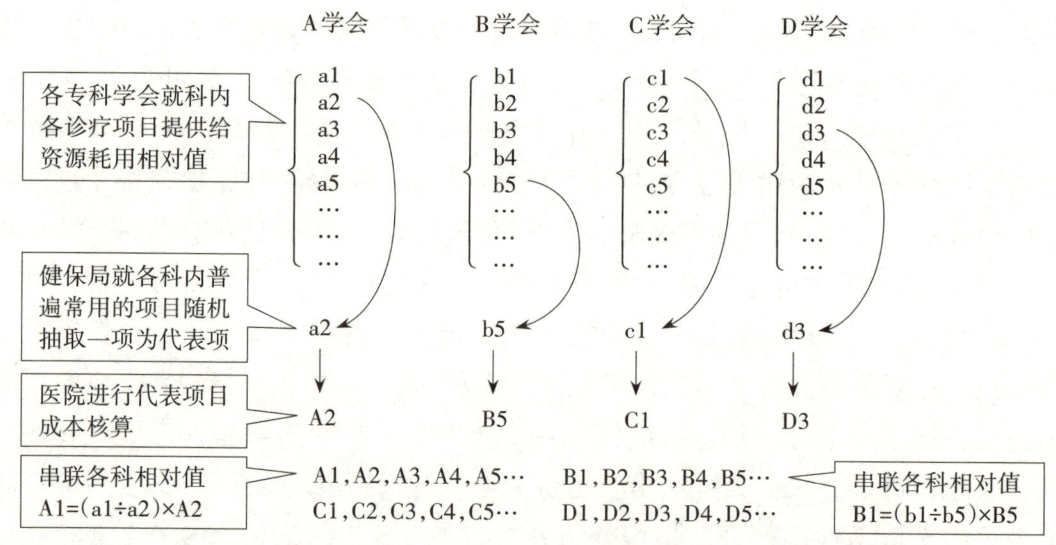

图1-3　我国台湾地区健保局RBRVS 3.0版专科间串联方法概念图

（三）我国台湾地区长庚医院RBRVS实践概述

1. 我国台湾地区长庚医院RBRVS实践背景

（1）我国台湾地区长庚医院医师费概述。

我国台湾地区长庚医院在建院初期，为激发医师积极性，建立了区别于传统医师固定薪资模式的医师费率制度（Physician Fee，PF）。长庚医院在确定医师费占医疗费用合理比例（医师费占医院收入的15%—20%）的基础上，借鉴1974年加州相对值研究表，设定了长庚医院自己的医疗服务收费标准表。各医疗服务项目，视医师在该项目中所提供的专业贡献，以医院服务收费或保险医疗给付采用

定额提成或定率提成的方式提拨医师费。

我国台湾地区长庚医院创院初期医师费提成原则可概述如下：

➢手术项目部分：参照加州相对值研究表。

➢处置项目(含检查、治疗)部分：依据是否具有侵袭性和医师参与程度(是否亲自参与操作等)给予收费的5%—40%作为医师费，又可分为4级：

第一级：侵袭性，医师亲自操作并判读报告。如外科手术及内科心导管插入、血管摄影、内视镜检查等。

第二级：非侵袭性，医师亲自操作并判读报告。如超声波图像、CT(计算机断层成像)等。

第三级：非侵袭性，医师无须操作仅判读报告。如脑波图、心电图等。

第四级：医师无须操作仅判读异常报告。如生化检查、RIA(放射免疫测定)等。

长庚医院创院初期医师费提成原则对医师投入的人力资源成本未充分反映。因长庚医院的医师费仍主要是以医疗收费的某一比例为订定的基准，故需使用昂贵仪器设备的检查或治疗项目收费较高，医师因此得到较高的医师费；而需靠医师累积知识经验去做的判断性、评价性项目因收费较低，医师费亦相对较低。因此，除单纯门诊诊察费、住院诊察费、急诊诊察费、会诊费外，某项医疗服务费用给付较高，实际上并不一定代表该项医疗服务项目所需的技术能力较高，这可能是医疗团队的整体贡献与医疗仪器的资本性支出较多的缘故。因此，对部分需要利用高科技贵重仪器设备的收费项目，若直接设定比例分配医师费，就会造成技术要求高而设备费低者，其医师费分配偏低的不合理现象，进而必然会影响医师操作该项服务项目的意愿。

(2)长庚医院医师费提成比例的RBRVS校正。

医师投入的人力资源成本未充分反映的不合理现象违背了长庚医院合理化管理的精神，促使长庚医院管理者必须去设计一个较能正确评估医师技术能力报酬的校正制度，依据医师投入的心血、技术与时间等多寡，重新设计医师费提成比例，使其公平合理。

由于RBRVS医师工作量相对值是对医师提供某项医疗服务所投入的心血、技术与时间等多因素的综合评价，故能够作为长庚医院医师医疗收入金额重新评估计算的依据。长庚医院决定在院内二线科室(医技科室)推动医师费提成比例校正工作时，美国RBRVS还未正式出版，时任院长张昭雄亲赴美国访问萧庆伦教授，并获赠手稿；在美国RBRVS研究初期，长庚医院即予以引进，并逐科推进。但

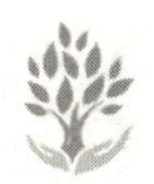

又由于RBRVS的项目分类基准和我国台湾地区长庚医院的项目分类基准不尽相同，在时任院长张昭雄和管理中心主任庄逸洲的全力支持下，经过初步比对，在送请专家（各科医师）审查，确定各科RBRVS转换分配方案后，会同计算机编程人员进行程序撰写、测试和试算，再与各科医师反复沟通，开始逐科实施，截至1992年6月底，长庚医院已在放射诊断科、核子医学科、病理科、放射肿瘤科等完成RBRVS转换。在完成RBRVS转换的科室中，长庚医院按照一定比例分配该医务专科的群体医疗总费用，并在重新分配之前先以RBRVS校正个别医疗服务项目医师投入资源的技术性收入，再计算医师的个别收入。

2. RBRVS在长庚医院的应用实例（核子医学科）

长庚医院核子医学科检查主要有扫描显影（IMAGE）和放射免疫分析两大类项目；两大类的医师费均以收费的某一相同比例提成，据了解为收费金额的15%。而经实际了解，扫描显影检查需由医师亲自操作及判读报告，故医师需投入大量时间，但因服务量有限，医师费所得仅占其总收入的31%；反之，放射免疫分析检验作业主要由技术员操作仪器，医师只负责督导及新项目研发，但因服务量较大，医师费所得反而占其总收入的69%，造成医师的投入与医师费所得并不一致的不合理现象。为使核子医学科各项检查的医师费均能充分反映医师投入的人力资源成本，长庚医院在X射线检查科目RBRVS转换之后开始进行核子医学科RBRVS转换工作。

在转换过程中仍是以核子医学科全科医师费总额为转换基准，具体做法是：扫描显影检查的医师费占总收入的比例提高至67%，各检查项目的医师费金额依据RBRVS点数重新分配。放射免疫分析检验项目因医师未参与作业故无RBRVS点数可供比对。其医师费是以现阶段医师费总额扣除扫描显影检查费提高后的余额设立一定的“运用基金”（未来将每月固定给付，而与其检查收入无关），其计算方式为：

（1）支付未来扫描显影检查较现状增加的医师费的40%（另60%仍由院方给付），每月剩余基金仍由各医师依据扫描显影检查的RBRVS点数分配。当扫描显影检查费用增长到运用基金不足以给付时，即取消运用基金，其医师费完全由院方给付。

（2）当扫描显影检查费用较现状出现负增长时，其医师费完全由院方给付，运用基金仍由各医师依据扫描显影检查的RBRVS点数分配。

核子医学科转换RBRVS前后服务量变化及检查收入、医师费差异比较，见下表。核子医学科在转换RBRVS之后，不论服务量还是检查收入扫描显影检查的

增长幅度均较放射免疫分析大，这其中的原因之一可能是提升了扫描显影检查的激励幅度，至于是否全是转换RBRVS所造成的，仍有待收集更多的资料作进一步分析与检验。

表1-28　核子医学科转换RBRVS前后服务量变化及检查收入、医师费差异比较表

区分		转换后	转换前(去年同期)	服务量增减
检查件数	放射免疫分析	17845/项	12578/项	41.9%
	扫描显影检查	1852/项	1132/项	63.6%
	合计	19697/项	13710/项	43.7%
检查收入	放射免疫分析	5829072/新台币	4068369/新台币	43.3%
	扫描显影检查	2523600/新台币	1706810/新台币	47.9%
	合计	8352672/新台币	5775179/新台币	44.6%
医师费		906908/新台币	825285/新台币	9.9%

二、我国大陆地区RBRVS实践概况

(一)事实上"收支节余"成为点值发放绩效奖金结果阶段

1. 工作量绩效模式

(1)总体概况。

中山大学附属肿瘤医院、温州医科大学附一院、河南省人民医院是我国RBRVS工作量绩效模式实践的典型代表，实践路径概述见下表。

表1-29　我国RBRVS工作量绩效模式实践路径概述表——以三所医院为例

医院	试点时间	试点对象	点数取值	工作量分类	医护技是否分开核算	点数设置模式	科室点单价是否变化	相同项目点值变化
中山大学附属肿瘤医院	2009年	临床医师	TRVU	重点+非重点执行诊疗项目工作量	是	不同职系点数不同	变化	不同科室点值不同
温州医科大学附一院	2012年	医师、护士、技师	TRVU	直接+间接工作量	是	不同职系点数不同	不变	不同职系点值不同
河南省人民医院	2012年	医生、护士	WRVU	直接+间接工作量	是	不同职系点数不同	变化	不同科室点值不同

注：TRVU、WRVU分别为总相对值和医师工作量相对值。

(2)工作量点数体系。

中山大学肿瘤医院将业务科室分成两类：临床为一类科室，医技为二类科室。一类科室工作量点数包括重点执行诊疗项目和非重点执行诊疗项目点数两类，二类科室工作量点数仅为重点执行诊疗项目点数。80%的重点执行诊疗项目点数

直接选用2012版Medicare RBRVS对应的医疗服务项目总点数，其他不能对应项目参照已对应的最类似项目赋予适当点数。建立非重点执行诊疗项目点数同出院人次相关的一元线性方程，具体以2010—2012年间数据总计非重点执行诊疗项目的点数，以回归方程计算出科室非重点执行诊疗项目的点数和出院人次之间的相关系数，以后仅按照回归方程对每出院人次给予定额的RBRVS点数。

温州医科大学附一院医师、护士、技师工作量点数包括直接工作量点数和间接工作量点数。医师直接工作量点数包括判读费、执行费点数，护士包括护理费、护理治疗费点数，技师为执行费点数。医护人员亲自参与的有收费代码诊疗操作项目直接按项目对应的2012版Medicare RBRVS分值，作为直接工作量点数；亲自操作无诊疗代码的工作（如病案书写、三级查房等）视为间接工作量，间接工作量点数以入院人次、出院人次、床日数作为评价依据，医生和护士间接工作量点数计算公式存在一定差异。

河南省人民医院医生、护士工作量点数包括直接工作量点数和间接工作量点数。医师、护士亲自参与的有收费代码诊疗操作项目直接按项目对应的2012版Medicare RBRVS分值，作为直接工作量点数；亲自操作无诊疗代码的工作视为间接工作量，间接工作量点数以服务量作为评价依据，其中内科医生间接工作量点数=出院人数×本专科医师基准点数，外科医生间接工作量点数=手术台次×本专科医师基准点数，护士间接工作量点数=出院人次×本护理单元基准点数。

（3）点单价与点值。

中山大学附属肿瘤医院认为同样的项目在不同科室有不一样的风险评价、技术评价和学科发展意义，因此不同职系、不同科室点单价不同，进而相同项目在不同职系、不同科室点值不同。其基本计算公式为：科室点单价=（某科室基期医师岗位奖金标准×80%）/某科室基期执行项目RBRVS总点数，其中科室基期医师岗位奖金标准按照医院定编定岗核定的医生人数和岗位等级计算而来。由于科室点单价是各科室分别计算的，因此每个科室点值均不一样，即每个科室的一个点代表的奖金额不一样。中山大学附属肿瘤医院点单价随着科室基期执行项目RBRVS总点数增减逆向变化。

温州医科大学附一院点单价设计参照了台湾地区医师费率设计原理，不同职系点单价体系不同，相同职系、不同项目大类点单价不同，进而相同项目在不同职系、不同项目大类点值不同。以护理执行项目为例，护理类项目、护理人员独立操作的诊疗项目、护理人员协助医师操作的诊疗项目点单价分别为0.048、0.040、0.004。温州医科大学附一院点单价和项目点值在基期确定后保持不变。

河南省人民医院点单价以科室为单位，不同职系、不同科室点单价不同，进而相同项目在不同职系、科室点值不同。科室点单价=医生(护士)绩效奖金/工作量总点数，其中医生(护士)绩效奖金根据前24个月历史数据核定全院奖金预算总量，根据医、护、技职系分配权重进行拆分。总体来看，相同或相近专业的绩效单价一致，外科医生绩效单价高于内科医生，护理单元同一护理分级、同一专业的绩效单价一致。科室单价随着医院绩效奖金总量的增减变化而同向调整。

(4)绩效分配层级。

中山大学附属肿瘤医院绩效分配模式为“院-科-医疗组-个人”三级分配模式，点值分配最小单位为医疗组(点值分配到医疗组，医疗组分配到个人不采取点值分配，而是根据职称、工作量等)。“院-科”一级分配按照“科室医疗工作绩效奖金=每RBRVS点值×(核心工作项目RBRVS总计点数+出院人次数RBRVS总计点数)×质量交叉检查得分”进行；“科-医疗组”二级分配按照“医疗组奖金=(科室奖金/科室核心RBRVS总点数)×医疗组核心RBRVS点数”进行；“医疗组-个人”三级分配依照岗位系数进行。为了提升绩效奖金分配的激励性，温州医科大学附一院绩效奖金分配体系将能归属到个人操作的项目直接计算至个人，形成“院-科-医疗组-个人”多层次绩效分配模式。以临床医师为例，门诊收入、内镜、介入、住院直接工作量每月直接核算到个人，住院间接工作量核算到医疗组，手术根据手术通知单上的信息，按照主刀、助手分成。河南省人民医院绩效分配模式为“院-科-个人”二级分配模式。“院-科”一级分配按照“科室医生绩效奖金=Σ工作量点数×点单价×KPI”考评进行。“科-个人”二级分配采用科主任负责制下的二次分配模式，科主任自主分配10%的科室奖金，用于教学、科研及学科建设等，余下90%奖金依照医师岗位系数进行分配。

(5)成本管控路径。

中山大学附属肿瘤医院成本管控路径为：将收入成本比作为经营绩效得分形式参与科室绩效分配。科室经营绩效=20%绩效奖金×[(N-1)年度收入成本比/N年度收入成本比](该公式为该医院给出的)。该路径点值仅与项目难度、风险程度等相关，摆脱了医疗项目定价不合理导致的分配不公；但无法使可控成本以最为直接的形式与奖金挂钩，成本节约激励程度不够。温州医科大学附一院成本管控路径为：直接以可控成本形式参与绩效分配，可控成本存在多种成本项目组合。该路径一般适用于可控费率不合理、业务量迅猛增加的增长型医院。河南省人民医院直接对医师可控直接成本进行管控。

2. 医师费率模式

(1)总体概况。

山东千佛山医院、南京医科大学附二院、靖江市人民医院、浙江瑞安医院是我国医师费率模式实践的典型代表,实践路径概述见下表。

表1-30　我国医师费率模式实践具体路径概述——以四所医院为例

医院	试点时间	试点职系	医护技是否分开核算	提成方式	医师费类别	对应费率类别	点数核算最小单位	成本融入路径
山东千佛山医院	2006年	医师	是	定率	医师费	医师7类	个人+医疗组	路径一
南京医科大学附二院	2010年	医师、护理	是	定率	判读费 执行费	医师18类 护理36类	个人+科室	路径一
靖江市人民医院	2011年	医师	是	定率	判读费 执行费	18大类	科室	路径一
浙江瑞安医院	2008年	医师	是	定率	判读费 执行费	判读项目固定费率执行项目分别确定费率	个人+科室	路径一

(2)绩效费率类别。

我国医师绩效费率设置可分为两种路径:路径一:先对收费医疗项目进行分类与整合,将其划分大类,然后对每大类赋予固定或变动绩效费率。路径一又可细分为两种亚路径。亚路径一:固定绩效费率,比如山东千佛山医院将6000多项收费项目分成一级手术、二级手术、三级手术、四级手术、影像、检验、化验等7类,每类分别确定绩效费率,取值区间为15%—30%。亚路径二:固定绩效费率+变动绩效费率,比如靖江市人民医院将医院所有收费的医疗项目分成18大类,检查化验判读费、床位费、化验费、输氧费、一级手术、二级手术、三级手术、四级手术8类项目为固定费率(所在大类下的项目费率相同),诊查费、治疗费、麻醉费等大类为变动费率(所在大类下的项目费率为一个区间)。路径二:未对收费医疗项目进行分类与整合,将所有收费医疗项目与医师费率进行逐项配比,赋予执行费比率或判读费比率。路径二的典型代表为浙江瑞安医院。浙江瑞安医院首先将全院的检查化验判读费医师费率设置为5%的固定费率,再将2100项执行项目逐项与医师费比率进行配比,赋予相应固定的执行费比率。

(3)绩效分配层级。

山东千佛山医院为“院-科-医疗组-个人”多层次分配模式,“院-科”一级分配

按照“科室医师绩效=(绩效费率×项目收费价格-可控成本)×综合目标管理”考核分数;医师门诊奖金和手术奖金直接分配到个人,病房奖金由科室分配到医疗组;“医疗组-个人”分配保持传统的职称、年资的奖金分配办法。南京医科大学附二院、浙江瑞安医院为“院-科-个人”二级分配模式,门诊奖金核算到医生个人工作量奖金中,病区奖金由科室分配到个人。靖江市人民医院各核算单元实行“院-科”分配制度,奖金核算至科室后,由核算办按规定扣除税额、医保,然后根据质量控制考核结果等,发放至科室,各科室再进行二次分配。

(4)成本管控路径。

山东千佛山医院、南京医科大学附二院、靖江市人民医院、浙江瑞安医院成本管控路径均为:直接以可控成本形式参与绩效分配。但各家医院可控成本构成不同:山东千佛山医院可控成本为不计价卫生材料、办公用品、被服、通信费等;南京医科大学附二院为基本工资、不收费耗材费、领用药品;靖江市人民医院为科室医师基本工资、科室不计价耗材成本的50%、科室其他成本的10%、科室折旧成本的10%;浙江瑞安医院为医师可控直接成本,包括不计价卫生材料、医师操作设备折旧成本等。

3.本土自主创新模式

(1)总体概况。

上海九院、南方医科大学卫生管理学院、南通大学附属医院、南京鼓楼仙林医院是我国本土化自主创新模式实践的典型代表,实践路径概述见下表。

表1-31 我国本土化自主创新模式实践具体路径概述——以四所医院为例

医院	试点年份	试点对象	研究方法	一级指标	二级指标	评分办法	各指标评分尺度是否相同	点数形成	有无权重
上海九院	2017年	手术室	文献研究法、专家咨询法	3个	9个	序数尺度	各指标评分尺度不同	(项目核定调整系数/基值)×原基本点数	无
南方医科大学卫生管理学院	2013年	影像科	文献研究法、问卷调查法、专家咨询法、专家评分法、量值评估法	4个	12个	相对尺度	各指标评分尺度相同	二级指标相对得分加权形成	有
南通大学附属医院	2017年	普外科	文献研究法、专题小组讨论、问卷调查法、专家咨询法	3个	无	基数尺度	各指标评分尺度相同	一级指标得分加权形成	有
南京鼓楼仙林医院	2016年	临床科室	文献研究法、问卷调查法、专家咨询法	5个	10个	基数尺度	各指标评分尺度相同	二级指标得分加总形成	无

(2)指标体系。

各单位均采用文献研究法和专家咨询法来构建本土化指标体系，但各单位指标体系设置存在较大差异。一是医生指标层级存在差异，除南通大学附属医院外均设有二级指标。二是各级指标个数不一。以一级指标为例，上海九院一级指标涵盖了劳动付出、风险大小、成本投入3个维度，南方医科大学卫生管理学院涵盖时间投入、劳动投入、技术投入、风险压力4个维度，南通大学附属医院涵盖技术难度、社会平均劳动时间、风险程度3个维度，南京鼓楼仙林医院涵盖时间投入、劳动投入、技术投入、成本投入、风险压力5个维度。三是指标支撑内容存在差异。以风险大小为例：上海九院风险大小支撑内容为等级分类、技术等级两个二级指标，南方医科大学卫生管理学院为职业暴露风险、心理压力大小、责任压力，南京鼓楼仙林医院为职业暴露风险、心理压力。

(3)评分方法及尺度。

上海九院采用序数尺度法分别对项目二级指标打分，项目各二级指标得分加总为一级指标得分。由于采用序数评分法，各二级指标评分尺度各不相同，比如“关联协同”评分尺度为1—7分，“辛苦程度”为1—5分，“操作时间”为1—10分。南方医科大学卫生管理学院采用相对尺度评分法，首先在科内由专家确定基准项目(遵循常用、具代表性的原则)，将基准项目所有二级指标对应值设为“1”，其余实测项目依次按二级指标与基准项目进行比较由专家打分；为避免限制专家反馈意见，专家赋值范围不设限。南通大学附属医院采用基数评分法分别对项目一级指标打分，一级指标评分范围为1—100分。南京鼓楼仙林医院采用基数评分法分别对项目二级指标打分，项目各二级指标得分加总为一级指标得分，二级指标评分范围为0—100分。

(4)指标权重。

南方医科大学卫生管理学院由26位专家依照李克特量表采用直接评分方法对一级指标和二级指标(按照其重要程度)分别赋予分值；再根据专家打分情况结合专家的权威程度，计算每一评价指标的加权平均分数，经归一化处理后确定各指标的权重。南通大学附属医院首先由15名专家对3个一级指标影响度进行打分，评分范围为1—9分；然后汇总15名专家的评分，分别计算各个一级指标总得分，并将各一级指标总得分加总；最后分别计算各一级指标总得分占比。

(5)点数形成。

上海九院RBRVS点数形成遵照下列公式：RBRVS价值点数＝(各项目核定调整系数/基值)×原基本点数，其中，各项目核定调整系数＝Σ劳动付出×风险大小×

成本投入(该公式来自该医院的论文),基值为科室各项目核定调整系数算数平均值,基本点数为项目服务价格。南方医科大学卫生管理学院项目点数得分为项目各二级指标相对得分与相应权重乘积之和,南通大学附院为项目各一级指标相对得分与相应权重乘积之和,南京鼓楼仙林医院则为项目各二级指标得分之和。

4.我国RBRVS实践问题分析

(1)医师能力、病人疾病复杂程度、治疗结果、医疗质量等要素未纳入点数设计模型。

众所周知,不同危重复杂程度的病人所消耗的医生投入不同,不同医生在处理相同病人时所表现出来的技术能力和服务水平存在差异,不同危重复杂程度的病人经相同医生治疗后最终治疗结果和质量也存在一定差异。我国目前一些RBRVS体系在设计过程中,单纯考量不同医疗服务项目的相对价值,未有效纳入医师能力、病人疾病复杂程度、治疗结果、医疗质量等要素。

(2)多因素制约工作量绩效模式工作量点数生成精度,医生行为激励机制有待深入研究。

一是直接工作量点数匹配难度大,精确性与可靠性还需深入研究。RBRVS与CCHI编码体系(即中国医疗服务操作分类与编码体系)在分类结构、项目内容、项目数量方面存在巨大差别,导致在建立主要诊疗项目对照关系过程中,存在一对一、一对多、多对多、无对应等多种对应关系。美国依照CPT-4建立RBRVS编码体系分类结构,包括外科学、内科学、放射学、病理学和实验室、评估与管理等5大类;我国CCHI编码体系将医疗项目分为综合、诊断、治疗、康复、辅助操作、中医等6大类。RBRVS编码体系含医疗项目15000多项,其中12300多项有点值;CCHI编码体系内含11392多项,其中9360项有收费价格。

二是不同职系工作量点数体系主要受间接工作量点数调节,间接工作量点数形成路径差异显著,亟待标准化。(具体内容见我国点值法试点地区的差异简析)。

三是美国医生人力成本占比显著高于我国,直接匹配项目点数对医生行为激励机制不清。美国RBRVS体系生成过程实质是项目定价的过程,我国则为医生工作量量化的过程。以美国RBRVS结构为例,医生工作量点数占比为51%,即医生人力成本占比为51%;我国医生人力成本占比为30%左右。我国人力成本占比较低在医疗服务项目价格制定过程中表现为对医生活化劳动价值的严重低估,与公立医院绩效奖金来源的基础"人价低、物价补"机制相对应。若直接套用美国RBRVS点数模式,则奖金主要源自现行医疗服务价格体系,同时构建点数体系激励医生完成点数高的项目,但高点数与我国医疗服务价格低的现状脱节,即医院

及科室奖金总量与医院个人奖金分配脱节。直接匹配项目点数对医生行为的激励机制仍需要深入讨论。

(3)我国大陆地区不具备台湾地区医师费实施条件,以医疗服务价格为基础的医师费率模式难以突破“自收自支、结余分成”体系的禁锢。

一是我国台湾地区医师费实施条件大陆地区不具备。我国台湾地区医师费实施有3个前提条件。第一,医师费占总医疗支出的17%—25%,与美国、加拿大、德国、法国、日本基本一致。第二,根据服务项目的实际成本资料制定医保支付标准,医务人员活化劳动定价与大型设备检查定价能够真实地反映医务人员的辛劳与风险程度。第三,各项医疗服务项目费率依照对应的美国RBRVS点值间相对关系进行核定,并取得各临床专业协会同意。我国大陆地区并不具备台湾地区医师费实施条件。第一,医师费占比较低。以医生薪酬支付较高的北京为例,北京市三级医院全部人力成本占医院总支出的20%—30%,其中医师费用仅占10%左右。第二,医疗服务价格制定基础不以真实成本核算为基础,医疗服务价格并不能反映人力价值,人力价值被严重低估。第三,大量核心制度成本未体现,比如三级查房、病历书写、病案讨论等。第四,支付制度改革为以项目付费为主的后付制,而不是总额控制下的预付制,导致医疗资源大量浪费。

二是医师费率模式以医疗服务项目价格为点数基础,对医疗服务项目分类设置提成比率,难以突破“自收自支、结余分成”体系的禁锢。我国大陆地区医疗服务项目价格形成机制并非以真实成本核算为基础,常出现医生活化劳动价值与价格、成本倒挂的现象。医师费率模式参照我国台湾地区医师费设计原则将上千项医疗服务项目分为多个类别,对每个类别设置固定或变动提成比率,其实质是对收支结余模式的进一步拓展,未能解决现行定价体系存在的绩效分配问题。

(4)我国本土自主创新模式尚处于试点阶段,指标体系、评分办法、指标权重等要素内涵尚未统一,亟待标准化。(具体内容见我国点值法试点地区的差异简析)。

(5)存在工作量绩效模式点单价与医师费率模式提成比率异质性问题。(具体内容见我国点值法试点地区的差异简析)。

(6)成本管控多样性与核算深度不足并存,价格/成本调节因子未纳入管控模型。

一是成本管控多样性包括成本管控路径的多样性和扣减成本内涵的多样性。成本管控路径多样性具体体现为参与科室绩效分配形式多样,包括直接管控可控成本、内含目标可控成本考核管理绩效、内含收入成本比计算经营绩效得分等3种

参与形式。扣减成本内涵多样性表现为可控成本组合多样性。

二是实践单位成本管控仍旧停留在科室层面，尚未深入到项目和环节成本管控层面。工作量绩效模式和医师费率模式均未突破“自收自支、结余分成”体系的禁锢和解决医生人力价值被低估的问题，其根本原因是未进行医疗服务项目真实成本核算。目前，在全国范围内建立一套统一的医疗服务项目成本核算方法和标准相当困难。因此，以医院内部核算项目真实成本，建立项目价格与成本比值的修正体系，有利于纠正医疗服务项目价格低估医生人力价值的问题，进而突破“自收自支、结余分成”体系的禁锢。

（二）支付制度改革点值法发放绩效奖金的探索——以三明市医院绩效目标年薪制为例

1. 医改领导小组核定医院工资总额

医保局严格按照三明市深化医疗卫生体制改革领导小组核定的年度全院工资总额实施薪酬分配，做到不突破核定工资总额，不亏损兑现工资总额。

工资总额计算公式：保留基础工资+当年医务性收入（不含药品、耗材、检查化验收入）×市级核定医院工资系数×当年院长可考核分数×1.25

当年医务性收入对应人力技术性收入，三明市核定的医务性收入、检查检验收入、药品耗材费用比例为50%、20%、30%。我们研究团队2018年12月到三明市医改办、医保中心、三明市第一医院交流学习了解到，2017年三明市全市医务性收入占医疗收入的比重为42%。市级核定医院工资系数=50%÷42%≈1.2。

2. 医院核定医生、护士、行政后勤系列工资分配比例

根据《中共三明市委、三明市人民政府关于进一步深化医药卫生体制改革工作的意见》，结合医院实际，原则上医生（技师）团队占全院工资发放总额的50%；护理、药剂团队占全院工资发放总额的40%（护理团队占36%，药剂团队占4%）；行政后勤团队占全院工资发放总额的10%。

各系列工资总额分配原则上实行一年一调，即根据前两年各系列工资总额发放比例和当年度人员职称、人数变化等情况，每年度对各系列工资总额分配比例进行适当调整。

3. 定性工分和定量工分考核相结合

（1）定性工分。定性工分对应目标年薪的基础年薪，占目标年薪30%；包括职称工分、工龄工分、职务工分。职称工分按不同系列设置，占定性工分的66.7%（对应目标年薪的20%部分），是以全院每个职工职称所对应的岗位工资为基数，以所在系列为单位同步放大，计算每个职工相应的职称工分。工龄工分全院一致，占

定性工分的26.7%(对应目标年薪的8%部分),是以全院每个职工实际工龄为基数,以每年工龄500工分为标准计算。职务工分按现行职务补贴,占定性工分的6.6%(对应目标年薪的2%部分),是以现有所享受的职务补贴金额为基数,计算相应的职务工分。

(2)定量工分。定量工分对应目标年薪的绩效年薪,占目标年薪70%。定量工分通过工作量工分和工作质量考核(百分制)实现。

第一,工作量工分的计算。以科室为单位,医生系列按门急诊人次数、出院人次数计算工分值。其中特殊科室(如口腔科、五官科、康复疼痛科、皮肤科等)按门诊小手术、小治疗、抢救等项目,运用RBRVS计算工分。出院人次数运用DRG进行计算工分。护理、医技系列应用RBRVS计算工分。根据400项医疗技术服务项目和122项护理工作项目(比如,静脉注射、静脉输液、心电监护、心肺复苏、导尿等),设定工作量分值计算工分。药剂系列按处方调剂工作量或岗位职责计算工分。行政后勤系列按职能部门的岗位职责要求,核定其部门或科室的工分;其工分主要运用关键绩效指标,即KPI,进行核算。

第二,工作质量考核(百分制)。以科室为单位,全院设11个考核小组,将每月考核的得分直接在那个月预付年薪中体现。医生、技师系列按照医疗质量、药占比、医德医风等9大类41项指标进行考核;护理、药剂、行政后勤系列按照行为规范、服务质量、安全生产、科室管理等指标分别考核,其中护理系列4大类15项,药剂系列4大类27项,行政后勤4大类25项。

4. 全院单位工分薪酬计算一致性

工分薪酬计算一致性是指全院各系列每工分价值通过不同工分修正系数转换,实现价值等同。医生、护理、行政后勤等系列每工分薪酬价值通过工分修正系数转换,实现全院工分单价一致。

以医生系列为例,其他系列原理相同:

➢全院总工分=医改领导小组核定医院工资总额÷1元/分

➢全院医生定量工分=全院总工分×医生工资总额占比×70%医生工作量占比

➢全院医生定量标准工分=(30%门诊总工分+70%住院总工分)×工分修正系数

(作者:张培林、阳光、王毅、龙攀、颜维华、高小玲、王佾、朱在枝、穆晓霞)

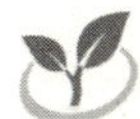

第三节 RBRVS实施背景差异简析

一、我国与美国实施点值法的背景差异简析

（一）点值法适用性问题

1. 宏观面上的医疗体制差异

(1)卫生总费用规模与结构差异。

■中美两国卫生总费用规模比较

就卫生总费用规模来看，2000年，美国卫生总费用为13691亿美元，我国（未含港澳台地区，下同）为554亿美元，美国是我国的24.71倍；2016年，美国卫生总费用为33372亿美元，我国为6836亿美元，美国是我国的4.88倍。

就人均卫生费用来看，2000年，美国人均卫生费用为4855美元，我国为44美元，美国是我国的111.06倍；2016年，美国人均卫生费用为6836美元，我国为494亿美元，美国是我国的20.93倍。

就卫生总费用占GDP比重来看，2000年，美国卫生总费用占GDP比重为13.31%，我国为4.60%，美国是我国的2.89倍；2016年，美国卫生总费用占GDP比重为17.92%，我国为6.23%，美国是我国的2.88倍。

表1-32 中美两国卫生总费用规模比较

年份	美国			中国（未含港澳台地区）		
	卫生总费用（亿/美元）	人均卫生费用/美元	卫生总费用占GDP比重/%	卫生总费用（亿/美元）	人均卫生费用/美元	卫生总费用占GDP比重/%
2000年	13691	4855	13.31	554	44	4.60
2001年	14862	5218	13.99	607	48	4.56
2002年	16286	5666	14.84	700	54	4.79
2003年	17676	6096	15.36	795	62	4.82
2004年	18957	6479	15.44	917	71	4.72
2005年	20237	6854	15.46	1069	82	4.66
2006年	21562	7232	15.56	1261	96	4.52
2007年	22953	7627	15.85	1567	119	4.32
2008年	23991	7897	16.30	2122	160	4.59
2009年	24954	8143	17.31	2576	193	5.08
2010年	25988	8412	17.37	3017	225	4.89
2011年	26893	8644	17.33	3683	273	5.03

续表

年份	美国			中国(未含港澳台地区)		
	卫生总费用(亿/美元)	人均卫生费用/美元	卫生总费用占GDP比重/%	卫生总费用(亿/美元)	人均卫生费用/美元	卫生总费用占GDP比重/%
2012年	27973	8924	17.32	4499	332	5.26
2013年	28790	9121	17.25	5217	383	5.39
2014年	30262	9515	17.36	5837	427	5.55
2015年	32008	9994	17.66	6504	473	5.95
2016年	33372	10348	17.92	6836	494	6.23

*数据来源:1.美国卫生总费用数据来源于Centers for Medicare and Medicaid Services的2016年国家卫生总费用账户(National Health Expenditure Accounts,NHEA);2.中国卫生总费用数据来源于《中国卫生健康统计年鉴2018》。

■中美两国卫生总费用结构比较

中美两国卫生总费用结构差异较大,这些差异主要体现在:政府卫生支出占比、个人卫生支出占比、政府卫生支出占政府总支出比例、社会医保支出占政府卫生支出比例四个方面。

表1-33 中美两国卫生总费用结构比较(以2000年、2011年、2012年为例) 单位:%

年份	美国				中国(未含港澳台地区)			
	政府卫生支出占比	个人卫生支出占比	政府卫生支出占政府总支出比例	社会医保支出占政府卫生支出比例	政府卫生支出占比	个人卫生支出占比	政府卫生支出占政府总支出比例	社会医保支出占政府卫生支出比例
2000年	43.0	57.0	16.8	83.7	38.3	61.7	10.9	57.2
2011年	47.8	52.2	20.3	86.0	55.9	44.1	12.5	67.0
2012年	47.0	53.0	20.0	87.3	56.0	44.0	12.5	67.9

*数据来源:《中国卫生健康统计年鉴2018》。

(2)医生薪酬与人力成本差异。

■我国和美国卫生行业薪酬水平比较

就行业来看,2009—2017年美国医疗卫生行业平均薪酬水平基本保持在社会平均薪酬水平的1.60倍左右。而我国医疗卫生行业平均薪酬水平基本保持在社会平均薪酬水平的1.10倍左右,仅有2017年突破1.20倍。

表1-34　2009-2017年中美两国卫生行业薪酬水平比较

年份	美国			中国(未含港澳台地区)		
	全体行业平均薪酬/美元	卫生行业平均薪酬/美元	比值	全体行业平均薪酬/元	卫生行业平均薪酬/元	比值
2009年	43460	69690	1.60	32244	35662	1.11
2010年	44410	71280	1.61	36539	40232	1.10
2011年	45230	72730	1.61	41799	46206	1.11
2012年	45790	73540	1.61	46769	52564	1.12
2013年	46440	74740	1.61	51483	57979	1.13
2014年	47230	76010	1.61	56360	63267	1.12
2015年	48320	77800	1.61	62029	71624	1.15
2016年	49630	79160	1.60	67569	80026	1.18
2017年	50620	80760	1.60	74318	89648	1.21

*数据来源:1.美国数据来源于美国劳工统计局(U.S. Bureau of Labor Statistics)的职业就业统计数据,*Occupational Employment Statistics(2009-2017)*;2.中国数据来源于《中国统计年鉴(2018)》;3.比值为卫生行业平均薪酬与全体行业平均薪酬的比值。

■我国和美国医生薪酬水平比较

➢美国医生薪酬水平概况。据美国Medscape专业网站公布的《医生薪酬水平报告2018》数据,2011年,全美医生平均薪酬为20.6万美元;2017年,全美医生平均薪酬为29.3万美元,平均增长率为5.16%。按上述数据计算,2011年至2017年,美国医生平均薪酬依次是社会平均薪酬的4.55倍、4.80倍、5.17倍、5.27倍、5.44倍、5.62倍、5.79倍。而大量文献报道当前我国公立医院医生平均薪酬是社会平均薪酬的2倍左右。

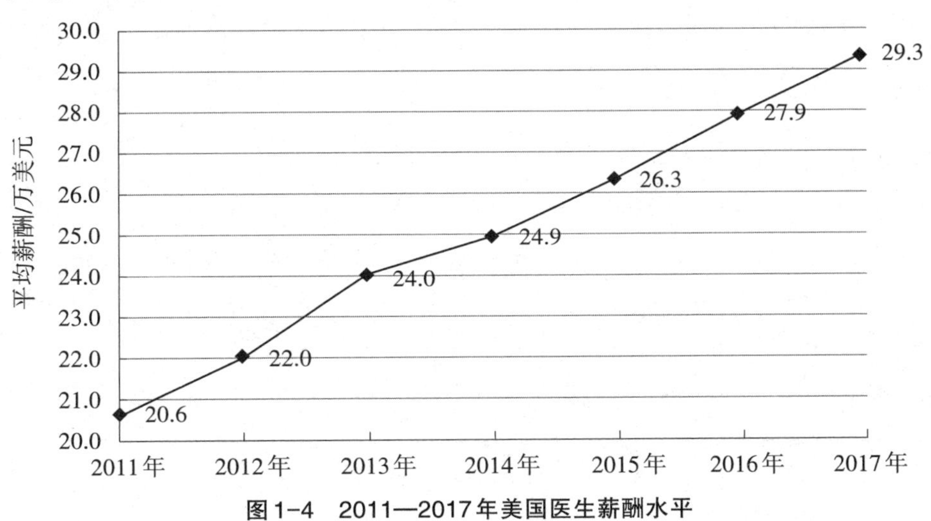

图1-4　2011—2017年美国医生薪酬水平

➢美国与我国各专科医生薪酬水平

2017年，美国医院薪酬水平排名前五名依次为整形外科、骨科、心内科、消化科、放射科；2016年，排名前五名依次为骨科、整形外科、心内科、泌尿外科、耳鼻喉科；2015年，排名前五名依次为骨科、心内科、皮肤科、消化科、放射科；2014年，排名前五名依次为骨科、心内科、消化科、麻醉科、整形外科；2013年，排名前五名依次为骨科、心内科、消化科、泌尿外科、放射科；2012年，排名前五名依次为骨科、心内科、放射科、消化科、泌尿外科；2011年，排名前五名依次为骨科、放射科、心内科、泌尿外科、麻醉科。可以看出，美国外科医生薪酬水平大多是远高于内科的。而这一情况与我国公立医院内科医生薪酬水平普遍高于外科医生的情况有所差异，特别是中等规模公立医院（区县级公立医院）。

表1-35 2011—2017年美国各专科医生薪酬水平一览表 （单位：万美元）

专科名称	2011年	2012年	2013年	2014年	2015年	2016年	2017年
整形外科	27.0	31.7	32.1	35.4	35.5	44.0	50.1
骨科	31.5	40.5	41.3	42.1	44.3	48.9	49.7
心内科	31.4	35.7	35.1	37.6	41.0	41.0	42.3
消化科	30.3	34.2	34.8	37.0	38.0	39.1	40.8
放射科	31.5	34.9	34.0	35.1	37.5	39.6	40.1
皮肤科	28.3	30.6	30.8	33.9	38.1	38.6	39.2
麻醉科	30.9	33.7	33.8	35.8	36.0	36.4	38.6
耳鼻喉科	—	—	—	—	—	39.8	38.3
泌尿外科	30.9	34.0	34.8	34.4	36.7	40.0	37.3
肿瘤科	29.5	27.8	29.0	30.2	32.9	33.0	36.3
眼科	27.0	27.6	29.1	29.2	30.9	34.5	35.7
重症科	24.0	26.8	28.1	28.3	30.6	32.4	35.4
急诊科	23.7	27.0	27.2	30.6	32.2	33.9	35.0
普外科	26.5	27.9	29.5	31.7	32.2	35.2	32.2
呼吸科	24.2	26.3	25.8	29.6	28.1	31.0	32.1
妇产科	22.0	24.2	24.3	24.9	27.7	28.6	30.0
肾内科	20.9	26.3	24.2	24.3	27.3	28.0	29.4
病理科	22.1	24.7	23.9	26.7	26.6	29.3	28.6
精神科	17.0	18.6	19.7	21.6	22.6	23.5	27.3
过敏免疫科	—	—	—	24.7	22.2	25.7	27.2

续表

专科名称	2011年	2012年	2013年	2014年	2015年	2016年	2017年
康复科	—	—	—	—	—	—	26.9
风湿科	18.0	18.6	21.4	20.5	23.4	23.5	25.7
神经科	18.4	21.7	21.9	22.9	24.1	24.9	24.4
感染科	—	—	—	—	—	22.8	23.1
大内科	16.5	18.5	18.8	19.6	22.2	22.5	23.0
家庭医生科	15.8	17.5	17.6	19.5	20.7	20.9	21.9
内分泌科	16.8	17.8	18.4	19.6	20.6	22.0	21.2
儿科	15.6	17.3	17.4	18.9	20.4	20.2	21.2

*数据来源：数据来源于Medscape医生薪酬报告[Physician Compensation Report(2012-2018)]。"—"表示无相关数据。康复疼痛科是重庆九院的叫法，重庆九院将康复科和疼痛科合并了的，规范叫法为康复科，本书两者通用。

■医生人力技术价值对医院收入贡献差异

➢以美国RBRVS数据为例：总体来看，在美国RBRVS体系中，医生工作量点数、执业成本点数、医疗责任险点数占比依次为51%、44%、5%；也就是说，医生人力技术价值对医院收入的贡献率为51%。

➢我国数据：

在宏观上，我国公立医院人力技术价值收入占医院总收入的17.8%，其中三级、二级、一级公立医院人力技术价值收入占医院总收入的比重分别为17.5%、18.4%、18.0%。也就是说，我国医生人力技术价值对医院收入贡献远远低于美国。

表1-36　2017年全国公立医院医疗业务收入构成表

收入指标	公立医院	三级医院	二级医院	一级医院
平均每所医院总收入/万元	21452.8	83333.0	12548.8	1341.5
医疗收入/万元	18909.1	75023.3	10644.1	1051.7
门诊收入/万元	6390.3	24515.5	3785.3	533.8
内：挂号收入/万元	45.7	184.6	23.4	3.1
检查收入/万元	1232.5	4562.3	809.5	70.8
治疗收入/万元	695.3	2594.3	421.9	74.4
手术收入/万元	141.9	582.3	71.0	10.6
卫生材料收入/万元	227.0	910.5	123.7	11.7
药品收入/万元	2810.7	10867.7	1619.5	271.0
西药收入/万元	1977.9	7679.7	1124.1	189.9
中药收入/万元	832.8	3188.0	495.4	81.1

续表

收入指标	公立医院	三级医院	二级医院	一级医院
住院收入/万元	12518.8	50507.8	6858.8	517.9
内:床位收入/万元	483.0	1748.5	323.7	32.9
检查收入/万元	1131.4	4559.5	624.7	43.7
治疗收入/万元	1725.6	6500.2	1085.4	96.9
手术收入/万元	837.7	3468.4	432.4	31.0
护理收入/万元	370.8	1268.5	275.0	25.1
卫生材料收入/万元	2260.8	10496.5	800.5	26.9
药品收入/万元	3869.0	15531.3	2143.6	173.5
西药收入/万元	3505.2	14219.4	1895.3	147.4
中药收入/万元	363.8	1311.9	248.3	26.1
人力价值性收入/万元	3817.0	14598.3	2309.1	241.1
人力价值性收入占比	17.8%	17.5%	18.4%	18.0%

注:人力技术价值收入=挂号收入+治疗收入+手术收入+护理收入。

在微观上,以重庆九院数据为例。重庆九院具有典型的中等规模医院特征,在全国有一定的代表性。治疗收入和劳务技术性收入最能体现医生技术劳务价值。重庆九院2015年治疗收入和劳务技术性收入占比分别为11.34 %和8.37%。换言之,重庆九院医生人力技术价值对医院收入的贡献率小于20%。

表1-37 2015年重庆九院医疗业务收入构成表

收入类别	占比	排名	说明
药品收入	44.67 %	1	—
检查收入	14.75 %	2	B超收入、影像收入、其他检查
治疗收入	11.34 %	3	包括:注射、采血、静脉输注、静脉置管术、清创缝合、换药、胃肠治疗操作、导尿与冲洗、吸氧、雾化吸入、物理降温、抢救、院前急救、重症监护、其他一般治疗操作、临床非手术治疗、临床物理治疗、康复医疗服务和中医医疗服务等19项收入
化验收入	10.65 %	4	—
卫生材料收入	8.74 %	5	—
劳务技术性收入	8.37 %	6	挂号收入、床位收入、诊察收入、手术收入、护理收入
其他收入	1.48 %	7	—
合计	**100.00%**	—	—

就重庆市公立医院综合改革前后人力技术价值收入绝对规模和相对规模来看，2016年重庆九院人力技术价值收入为12381.03万元，占医疗收入比重为16.86%；2018年重庆九院人力技术价值收入为14001.76万元，占医疗收入比重为18.83%；改革前后(2016年前、2018年后)人力技术价值收入增加1620.73万元，人力技术价值收入占医疗收入比重增加1.96%。

就改革前后人力成本绝对规模和相对规模来看，2016年重庆九院人力成本支出为23986.19万元，占医疗成本比重为31.95%；2018年重庆九院人力成本支出为24637.88万元，占医疗成本比重为32.76%；改革前后人力成支出增加651.69万元，人力成本占医疗成本比重增加0.81%。

就人力成本和人力技术价值收入差距来看，2016年人力成本支出和人力技术性价值收入差额为-11605.16万元，2018年缩小到-10636.12万元，改革后差额缩小969.04万元；2016年人力成本支出占医疗成本的比例和人力技术性价值收入占医疗收入的比例差额为-15.09%，2018年缩小到-13.93%，改革后差额缩小1.15%。

表1-38　2016年、2018年重庆九院收支结构变化分析

收支类别			2016年		2018年		占比变化/%
			金额/万元	占比/%	金额/万元	占比/%	
收入结构	人力价值性收入	诊察收入	986.66	1.34	1982.41	2.67	1.32
		治疗收入	8666.93	11.81	9108.07	12.25	0.44
		手术收入	2209.85	3.01	2335.80	3.14	0.13
		护理收入	517.60	0.71	575.48	0.77	0.07
		总计	12381.03	16.86	14001.76	18.83	1.96
	物耗价值性收入	床位收入	2210.26	3.01	3173.81	4.27	1.26
		检查收入	10915.52	14.87	10951.80	14.73	-0.14
		检验收入	8699.73	11.85	9435.01	12.69	0.84
		药品收入	27833.09	37.91	8761.67	34.62	-3.30
		卫生材料收入	7855.01	10.70	25745.02	11.78	1.08
		其他收入	3520.60	4.80	2305.82	3.10	-1.70
		总计	61034.21	83.14	60373.13	81.17	-1.96

续表

<table>
<tr><th colspan="3" rowspan="2">收支类别</th><th colspan="2">2016年</th><th colspan="2">2018年</th><th rowspan="2">占比变化/%</th></tr>
<tr><th>金额/万元</th><th>占比/%</th><th>金额/万元</th><th>占比/%</th></tr>
<tr><td rowspan="8">支出结构</td><td rowspan="8">支出结构</td><td>人员支出</td><td>23986.19</td><td>31.95</td><td>24637.88</td><td>32.76</td><td>0.81</td></tr>
<tr><td>卫生材料费</td><td>12735.70</td><td>16.96</td><td>13278.02</td><td>17.66</td><td>0.69</td></tr>
<tr><td>药品费</td><td>27623.78</td><td>36.79</td><td>25485.74</td><td>33.89</td><td>-2.90</td></tr>
<tr><td>固定资产折旧</td><td>2981.38</td><td>3.97</td><td>3057.19</td><td>4.07</td><td>0.09</td></tr>
<tr><td>无形资产摊销</td><td>131.21</td><td>0.17</td><td>147.87</td><td>0.20</td><td>0.02</td></tr>
<tr><td>医疗风险基金</td><td>203.29</td><td>0.27</td><td>217.58</td><td>0.29</td><td>0.02</td></tr>
<tr><td>其他费用</td><td>7419.43</td><td>9.88</td><td>8378.27</td><td>11.14</td><td>1.26</td></tr>
<tr><td>总计</td><td>51094.79</td><td>100.00</td><td>75202.55</td><td>100.00</td><td>0.00</td></tr>
<tr><td colspan="2" rowspan="2">人力成本支出与人力技术性价值收入差额</td><td>绝对规模/万元</td><td colspan="2">-11605.16</td><td colspan="2">-10636.12</td><td>969.04</td></tr>
<tr><td>相对规模/%</td><td colspan="2">-15.09</td><td colspan="2">-13.93</td><td>1.15</td></tr>
</table>

注:1. 数据来源:重庆九院全国医疗服务价格和成本监测与研究网络。2. 2016年诊察收入为诊察费和挂号费合计数。占比变化以实际值计算,并未用四舍五入值。

(3)医疗体系开放程度差异。

■美国:开放式医疗体系,主要有两个特征

➢医生对执业地点拥有充分的自主选择权。美国医生群体具有两个特性:独立性和均质化。独立性和均质化是美国医生自由执业的基础。除此之外,美国在行医规范和监督、法律、保险、市场等方面的配套政策,也为医生自由执业提供了支撑。2015年,美国有大约81万从事临床一线诊疗工作的注册医生。其中,7.2%的医生直接受雇于各类医院,17.1%的医生采用传统的个人独立行医模式(私人诊所),剩下的以医生组织(开放式医生组织、封闭式医生组织、混合式医生组织)的形式行医。美国独立执业医生仅仅借用医院的床位、仪器设施、护理人员等来对患者进行诊疗。诊疗费由医生单独收取,与医院无关。

➢医保支付对象为医生,医生具有同医保支付机构议价能力。在美国,医生是作为独立的服务提供方单独和医保部门议价的,在医院中执业的医生也是如此(美国医生分为独立执业医生和在医院中执业的医生)。作为议价方,医疗机构谈判力要高于医生,医生在只能同质化的按项目付费基础上(按项目付费是一个专有名词,是一种医保支付方式),由医生团体统一与商业保险公司议价。个体行医(私人诊所)医生需要自行和保险公司去谈判签订合同;开放式医生组织以群体的

力量来和医保机构谈判签订合约，从而迫使医保机构支付他们较高的服务费用；封闭式医生组织（医生集团）一般都有专业管理人员，代表医生与各家保险公司协定报销比率。

■我国：封闭式医疗体系，主要有两个特征

➢医生对执业地点自主选择权较少。我国医师依附于医院这类事业单位，事业单位体制则成为医师执业的重要制度环境和制度障碍。医生与医院的人事关系突出表现在编制的分配上，编制承载着收入、社会保障、职称评定等各种体制资源分配的权利。医生与医院之间非契约雇佣关系导致医生对执业地点自主选择权较少。虽然国家在着力推动医师多点执业制度，但成效甚微，医生单位人属性仍未改变。

➢由于医生和医院之间为非契约雇佣关系，医疗行为被视为医院的职务行为，医院要承担全部的医疗责任。医保支付对象为医院，医院再根据医院内部的绩效方案向医生分配绩效。同时，医院在物价部门、医保机构面前处于弱势地位，议价能力极低。

（4）医疗服务价格形成机制差异。

■美国医疗服务价格形成机制可概述为：基于真实成本核算的市场定价机制，其特征可总结为“真实成本、市场定价、合理价格”

➢基于真实成本核算形成真实成本。以RBRVS执业成本核算和DRG成本核算为例。美国RBRVS执业成本基于全美执业成本数据库，采用自上而下的方法进行核算。DRG成本核算采用费用成本转换法核算真实成本。费用成本转换法是美国医保支付咨询委员会建议美国医疗保险和医疗救助中心用来计算美国DRG的相对权重的一种方法。费用成本转换法假设医院各个成本中心的成本与费用的比值固定，通过医院每年上交的成本报告获得各成本中心的成本-费用比（Cost-to-charge ratio，CCR），利用这个比值将患者各类型医疗费用转变为成本。

➢市场定价，美国政府仅制定诊疗规范，价格由医疗机构对市场的评估及其与保险机构的博弈来决定。换言之，医疗价格由服务购买方与提供方经过谈判形成，这意味着医疗价格的形成回归了市场机制。保险支付是医生和医疗机构的主要收入来源，支付标准与支付方式由双方定期协商。其中，政府举办的Medicare采用行政定价的方式，医生和医疗机构只能选择接受或不接受，若不接受，就不能接诊Medicare参保患者。商业保险机构以上述Medicare支付标准为基准，与医生和医疗机构协商议价。在美国，医生是作为独立的服务提供方单独和医保部门议价的。作为议价方，医疗机构谈判力要高于医生。美国医疗服务价格市场定价机制的运行有两个前提。一是拥有一个竞争性的医疗服务市场,保险机构能够对供方形成有效的激励约束机制,以竞争促进供方控制医疗费和提升医疗服务质量。同时,医院和医生在外部竞争的压力下自我约束,重视维护和提升声誉。二是拥有竞争性的医保管理体制,以有效的竞争促进保险机构对需方利益的关切。

➢价格调整机制

以RBRVS价格调整为例。美国医疗服务价格动态调整具有较成熟的管理运行模式,美国每年发布新的医疗服务价格目录(Medicare Physician Fee Schedule, MPFS),包含新增项目和需要调整的项目,并建立相应的相对点值。每5年对全部目录进行一次修订。美国建立了有序的动态调整流程和机制。具体而言,首先,美国相对价值更新委员会接收到新项目的申请后,安排相应委员会拟定项目编码和项目内涵;其次,组织各专业委员会进行项目点数的调查测算,包括工作点数,如工作时间、技术难度及技术风险等,以及机构成本或非机构成本点数;再次,组织31个委员会代表对各项目点数进行投票表决;最后,将结果报送CMS进行审议和公布。

■我国医疗服务价格形成机制可概述为:基于历史数据测算的政府定价机制,其特征可总结为“合理成本、政府定价、合理价格”

➢基于历史数据测算形成合理成本。单就项目成本核算而言,我国公立医院尚未有效建立成本核算体系,面临理论框架缺失、核算技术落后、核算路径未标准化等系列问题。第一,我国全国医疗服务价格和成本监测与研究网络大数据平台处于起步阶段,对医疗项目成本核算支撑力度较低。第二,医疗服务项目成本核算技术落后。当前采用收入比例法核算项目成本。收入比例法以医疗服务价格为基准,面临“人力价值低、物耗价高”内部比价失调、“药价虚高”挤占医务人员劳务价值等多重制约,比如定价主要考虑器械和耗材等物耗因素,未能体现技术劳务价值;再比如,定价主要依靠专家咨询和参考周边省市价格,缺乏系统、科学的价格测算和形成机制。其结果是项目成本核算失真情况较为严重,同实际运行成本差距大。第三,人员奖金(变动成本)、财政投入的设施设备折旧成本纳不纳入成本核算决策层争议较大。

➢政府行政定价机制:医疗机构和医生处于弱势地位,同物价、医保部门议价能力低。长期以来,我国医疗服务项目价格由政府统一行政定价,医疗机构只能选择接受定价。2014年3月,国家发展改革委、国家卫生计生委、人力资源社会保障部颁发《关于非公立医疗机构医疗服务实行市场调节价有关问题的通知》,允许对非公立医院医疗服务价格实行市场调节,允许建立医疗保险经办机构与定点非

公立医疗机构的谈判机制。但由于非公立医院在医疗市场竞争中处于弱势地位，此政策对公立医院政府行政定价的“鲇鱼效应”不显著。

政府行政定价会产生3个结果：

一是公立医院存在大量政策性亏损。二是医疗机构和医生处于弱势地位，同物价、医保部门议价能力低。我国医疗服务价格调整主要由各省物价局或卫生行政部门主导。多数地区由物价局或卫生行政部门制订价格后，听取医生团体等各方意见后发布实施。医生专业团体在医疗服务价格制定过程中参与度不够，这使得当前的医疗服务价格目录脱离了临床实际，在项目设定、内涵制定以及计价单位等方面同临床不相适，价格调整流程和机制不通畅。三是价格调整机制僵化。我国政府行政定价调整特点是：调整周期长，不能适应物价上涨速度。从国家层面来看，从我国2001年出台《全国医疗服务价格项目规范（试行）》到2012年颁发《全国医疗服务价格项目规范（2012版）》，中间就间隔了11年。总体来看，当前我国尚缺乏科学合理的医疗服务项目价格调整机制。2019年9月国家医保局指出将进一步指导各地建立有利于优化价格结构、理顺比价关系的公立医院医疗服务价格项目合理确定与动态调整机制，表明该问题将得到极大缓解。

2. RBRVS评价对象差异问题

■美国RBRVS评价基础：当前诊疗操作专用码第四版，即CPT-4

CPT-4由美国医学会开发，是医院所使用的临床操作与提供服务的分类编码与术语标准，目的是规范医疗行为，便于沟通和管理。CPT-4代码分为3类：类别Ⅰ、类别Ⅱ、类别Ⅲ。类别Ⅰ为当前的诊断、治疗、手术操作（Procedures and Contemporary Medical Practices）代码，类别Ⅱ为临床实验室服务（Clinical Laboratory Services）代码，类别Ⅲ是新技术、新项目（Emerging Technologies, Services and Procedures）代码。美国RBRVS体系主要参照代码为类别Ⅰ。类别Ⅰ可分为6大部分：分别为评价与管理（Evaluation and Management），麻醉学（Anesthesiology）、外科学（Surgery）、放射学（Radiology）、病理学与实验室（Pathology and Laboratory）、内科学（Medicine）。在每一大类的内部编码均按一定的规律排列，内、外科以解剖部位为主线划分，放射学包括放射诊断、超声检查、核医学影像、放射治疗，以设备和方法为主线划分，各专业内部再以解剖部位和诊断治疗方法分类。

■我国点值法医疗服务项目评价基础：CCHI

《全国医疗服务价格项目规范（2012版）》是我国点值法评价基础。价格规范总共含有9360项服务项目，分为6大类11类。6大类依次为综合类、诊断类、治疗类、康复类、辅助操作类、中医类。

表1-39 《全国医疗服务价格项目规范(2012版)》分类概况

序号	大类	细类	项目数
1	综合类	综合医疗服务	142
2	诊断类	病理学诊断	53
		实验室诊断	1104
		影像学诊断	575
		临床诊断	868
3	治疗类	临床手术治疗	5477
		临床非手术治疗	416
		临床物理治疗	233
4	康复类	康复医疗	150
5	辅助操作类	辅助操作	15
6	中医类	中医医疗服务	327

■中美两国评价对象差异

第一,项目对象数目差异,存在多种对接关系。

RBRVS与CCHI编码体系在分类结构、项目内涵、项目数量上存在巨大差别,引致在建立对照关系过程中存在多种对应关系。

第二,项目内涵差异,项目技术规范差异。

清楚了解不同定价体系的编码结构,可以提高两个代码体系对照的效率和准确性。例如,在眼科的诊疗项目对应过程中,验光项目需要在RBRVS的内科学项目中寻找对应代码;前房注气术需要在RBRVS的外科学项目中寻找;胃镜检查,需要到外科学的消化系统项目中查找。有一些项目较为特殊,如经颅多普勒(TCD),我国在医技诊疗类中,而RBRVS分类在内科学非侵入性检查中。我国的神经系统诊疗项目中,脑电图和肌电图项目,在RBRVS中是放到内科学神经病学和神经肌肉分类项目中,而交感神经节损毁术在RBRVS中是放到外科学神经系统项目中。我国的综合服务类对应RBRVS评估与管理、内科学中的项目。口腔内科基本没有RBRVS的项目可以对应,只有口腔外科即颌面外科的部分,对应到外科学消化系统项目。

除代码结构差异外,在代码对照过程中,需要分析我国和美国的项目内涵,并认真核对计量单位,不能简单地依据项目名称对照。例如,甲状腺部分切除术有60210和60212两个代码,这两个代码的劳动价值点数是完全不同的。代码60210的内涵是“单侧的甲状腺叶切除术,带或不带峡部”,而代码60212的内涵是“部分

甲状腺叶切除术，包括峡部单侧全切，对侧次全切”。类似的，心脏彩色多普勒超声，我国国家收费代码为220600004，对应RBRVS项目代码有93303、93304，两个项目名称完全一样，均为超声心动检查，劳动价值点数分别是1.3和0.75。93303内涵是经胸壁的先天心脏异常超声心动初诊完全检查，而93304是随诊检查；我国收费标准中并不区分是初诊完全检查还是随诊检查，这类项目对照时需要取RBRVS多个值中的平均数或中位数。

中医诊疗项目难以建立对应关系。中医诊疗项目在中医院中占有重要地位，中医肛肠科的诊疗项目可以对应到外科学消化系统项目中，其余中医项目与RBRVS可以建立对应关系的，只有部分针灸和推拿项目。

加收项目、口腔内科项目、检验项目的对应方式。对使用数字设备或新设备加收、同一切口两种疾病加收的项目，需要进行特殊处理。大多数同一切口两种疾病的项目，在RBRVS中有对应的项目，少部分没有对应关系。口腔内科医生在美国使用的是牙科学会（ADA，American Dental Association）制定的收费系统（Survey of Dental Fees），无RBRVS代码。检验项目在RBRVS中划分到病理和实验室类别中，按检验方法给予同一类项目统一的分数，没有区分具体项目。处理检验项目时，需要依据各地定价、检验项目方法、试剂是否独立收费，为每个项目重新赋值。

非手术科室医师适用性问题。我国非手术科室医生直接执行的，列入收费价表的诊疗项目过少，用RBRVS评价全院工作量绩效时，会出现非手术科室的工作量过少情况。当然，这种问题的出现，与非手术科室医生可以收费的执行项目过少有关。

表1-40　我国医疗收费价表中部分项目与RBRVS的对应关系

我国项目			CPT-RBRVS	
第一级	第二级	第三级	第一层	第二层
医技诊疗	放射影像、超声（大部分）、核医学、放射治疗	放射学	—	放射影像、超声、核医学、放射治疗
医技诊疗	检验	病理与实验室	—	—
医技诊疗	超声（多普勒）	头部及四肢血管	内科学	非侵入性检查
临床诊疗类	临床各系统诊疗	神经系统	内科学和外科学	神经病学和神经肌肉（内），神经系统（外）
中医和民族医学诊疗类	针刺	—	内科学	针灸

注：“—”栏代表无相关内容。

(2)医疗服务项目成本显性化程度差异。

美国医疗服务项目成本显性化程度显著高于我国。美国将医疗质量安全核心制度的成本通过作业流程环节融入医疗服务项目,实现医疗质量安全核心制度成本显性化。比如,RBRVS体系的执业风险成本。我国医疗服务项目作业内涵显性化不足。比如,北京地区将住院服务类科室作业环节设置为医生查房、医生交接班、医生开医嘱等几个环节,但医疗质量安全对应的病案书写、病例讨论、三级查房等制度均未显现表达。众所周知,医疗质量安全需要成本支撑,医疗核心制度执行也需消耗大量的人力成本。特别在现有医疗服务价格严重低估人力价值的背景下,显性化表达人力价值消耗环节显得极为急迫。

3.RBRVS评价指标于我国适用性不足问题

RBRVS评价指标分为:医师工作量、执业成本、医疗风险成本三类。美国RBRVS体系评价指标在以下几个方面与我国国情有较大差别,我国在设计点值体系时不能直接引用。

■美国指标体系设计逻辑:医师费和医院费分开核算。美国RBRVS系统指标设计逻辑是将医师费和医院费分开核算,医师工作量是医师费的指标体现,执业成本是医院费的体现。美国这样的逻辑分类与美国开放式医疗体系紧密相关。而我国为封闭式医疗体系,不存在医师费和医院费划分。我国医保支付是将医师费和医院费打包融合成整体支付给医院,医院再按照“收支结余、结余分成”的模式向医生支付薪水。

■美国医疗风险成本由医生承担,我国医疗风险成本由医院承担。在美国,医师会购买商业保险来转嫁医疗风险成本。我国则不然,从科室成本核算的角度来看,医院成本分为人员经费、药品费、卫生材料费、固定资产折旧、无形资产摊销、提取医疗风险基金、其他费用等7类,项目成本核算至少包括人员经费、固定资产折旧、无形资产摊销、提取医疗风险基金、内涵一次性耗材、低值耗材、其他费用等7类。因此,从成本核算视角我们可以看出,我国医疗风险成本是由医院承担的。以重庆市为例,所有医院从医院医疗业务收入中预提3‰作为医疗风险基金。

■就医师工作量指标设计而言,中美两国医师劳动价值体现也存在差异。美国医师劳务价值体现的广度和深度都高于我国。美国医师工作量分为处置前、处置中、处置后工作量,处置中工作量又包含了操作时间、脑力劳动与判断、技能与体力劳动、心理压力4个指标;在求得处置中工作量后,通过函数关系计算处置前、处置后工作量。我国医师劳务价值主要体现在处置中(服务中)工作量,较少体现处置前工作量(比如,医师在门诊前需查阅病历了解患者病情、看X射线胶片、看检

验报告、与其他专科医师讨论病情、与医疗辅助者共同准备等)和处置后工作量(病历书写、与专家或病人或病人家属沟通后续工作等)。

另外,我国医疗服务项目医师处置中工作量主要考虑消耗医师人数(个)、平均耗时(分钟)、技术难度、技术风险。平均耗时主要指处置中所需要的操作时间;"技术难度"是指由项目的复杂程度、技术投入程度及操作者技术水平(包括操作者技术职称、接受何种专业操作培训)要求等因素确定的该医疗服务价格项目技术操作相对难易程度;"技术风险"是指依据综合评估操作中患者发生并发症概率及产生不良后果严重程度确定的该医疗服务价格项目技术操作相对风险程度。

(二)点值法与绩效分配的整合性问题

1. 点值法支付逻辑与绩效分配逻辑的非对称性

(1)点值法支付逻辑。

■无论美国RBRVS还是长庚医师费率制度,点值法支付都遵循如下逻辑:医师费和医院费分开支付。美国Medicare和Medicaid将医保费用支付给医院或医生,要么医院按照医师工作量点数支付医生劳动报酬,要么医生按照执业成本点数支付医院其他人力成本、固定资产折旧等费用。长庚医院依据医师临床执业的专业性、独立性、主导程度、责任大小,以医师在执行各项诊断、治疗、处置、手术、检查、检验的工作中所投入的资源、心力、技术,按照定额提成或定率提成两种模式支付医师费。

■美国RBRVS和长庚医师费率制度中医疗服务项目医师人力技术价值含量高,则支付的医师工作量点值就高。美国RBRVS医师工作量点值评估采用定量估计法,综合评估医师对医疗服务项目所消耗的资源。定量估计法评分的基本原则是:医生在医疗服务项目中消耗的时间越多、参与的脑力劳动与判断越多、提供的技能与体力劳动越多、承受的心理压力越高,医师工作量点值越高。

(2)绩效分配逻辑。

■两个框架约束:医疗物价体系、"自收自支、结余分成"

我国公立医院内部绩效分配是在两个框架指导下进行的。

首先,公立医院内部绩效分配要受医疗物价体系框架约束。医疗物价体系框架决定公立医院内部绩效的总盘子来源途径及医务人员技术劳务价值对内部绩效总盘子的贡献度。当前,我国医疗物价体系"人力价低、物耗价高"的内部扭曲就决定了公立医院内部绩效总盘子的主要来源为医技项目的增收,以及其他非规范性逐利行为(比如,过诊过治、大处方等行为)。由于医务人员劳务技术定价小

于成本（重庆九院2011年承担的重庆市政府指令性任务“公立医院成本核算与补偿机制研究”，核算了2000项医疗服务项目。核算结果显示73%医疗服务项目亏损，27%项目盈利：亏损项目主要为手术项目、护理项目、综合服务类项目等体现医务人员技术劳务价值的项目，盈利项目主要为放射科、检验科、B超等医技项目。北京市医疗服务项目成本核算有类似结论），医务人员劳务技术价值对医院内部绩效分配的总盘子贡献度基本为负数，医务人员劳务技术成本往往需要医技项目进行逆向补偿。

表1-41　重庆九院2011年医疗服务项目成本核算结果概述

专业科室	项目数/项		成本核算结果/元		
	提取	核算	年亏损额（项数）	年结余额（项数）	年盈亏差额
手术系列项目	978	638	3812649.55（573）	625582.92（65）	-3187066.63
泌尿外一科	45	41	57298.26（40）	67.85（1）	-57230.41
泌尿外二科	47	40	236391.60（37）	11520.96（3）	-224870.64
肝胆外科	80	68	457894.99（68）	—	-457894.99
胃肠外科	99	73	396085.77（65）	6549.08（8）	-389536.69
骨关节创伤	99	99	1114130.95（87）	2863.11（12）	-1111267.84
骨脊柱伤病	78	31	40547.20（28）	5049.45（3）	-35497.75
手足外科	22	19	32449.90（19）	—	-32449.90
心胸外科	43	24	47761.33（22）	506.09（2）	-47255.24
神经外科	37	26	74746.16（24）	520.13（2）	-74226.03
眼科	100	27	12751.38（18）	53570.11（9）	40818.73
耳鼻喉科	88	64	241262.18（63）	30.99（1）	-241231.19
妇科	67	50	233358.20（48）	405.77（2）	-232952.43
产科	35	27	175589.30（20）	2010.81（7）	-173578.49
麻醉科	41	34	667329.57（22）	541722.63（12）	-125606.94
口腔颌面	76	15	25052.76（12）	765.94（3）	-24286.82
术中使用设备	21	0	—	—	—
护理系列项目	205	90	25672816.70（83）	56802.89（7）	-25616013.81
床位费	47	15	9245615.85（15）	—	-9245615.85
护理费	32	28	14437838.15（27）	4232.26（1）	-14433605.89
注射费	26	17	1480279.84（15）	40223.70（2）	-1440056.14
治疗费	100	30	509082.86（26）	12346.93（4）	-496735.93

续表

专业科室	项目数/项		成本核算结果/元		
	提取	核算	年亏损额(项数)	年结余额(项数)	年盈亏差额
医技系列项目	505	303	6118311.61(97)	12840783.19(206)	6722471.58
检验科	310	206	3107623.03(60)	10811437.98(146)	7703814.95
超声科	66	45	12134.55(7)	1712287.45(38)	1700152.90
放射科	59	7	2437339.62(7)	—	-2437339.62
病理科	29	23	398781.08(12)	170070.76(11)	-228710.32
心电图	21	8	138726.63(8)	—	-138726.63
脑电图	20	14	23706.70(3)	146987.00(11)	123280.30
内科系列项目	228	145	6784208.70(102)	852525.76(43)	-5931682.94
心内科	21	15	1625511.76(12)	1967.48(3)	-1623544.28
消化科	19	5	682.39(1)	5094.64(4)	4412.25
呼吸科	26	16	254912.68(2)	76552.95(14)	-178359.73
肾内科	17	7	124980.05(5)	27002.89(2)	-97977.16
重症监护室	12	11	2348360.05(10)	682642.31(1)	-1665717.74
肿瘤科	10	5	138055.21(2)	3420.16(3)	-134635.05
儿科	62	41	1670958.56(38)	1100.15(3)	-1669858.41
中西医结合科	61	45	620748(32)	54745.18(13)	-566002.82

注:“—”为未有相关数值。

其次,公立医院内部绩效分配要受“自收自支、结余分成”预算管理框架约束。“自收自支、结余分成”预算管理制度决定公立医院内部绩效分配总盘子的大小。在“自收自支、结余分成”框架下,公立医院如何实现结余、如何做大结余成为公立医院绩效分配需要考虑的重要课题。实现结余、做大结余有两个主要渠道:一是创收,主要与非规范性逐利相联系;二是减少支出,主要是控制成本。在当前“两个允许”政策下,公立医院有一种趋势是核算“六项买单成本”进行扣减,减少支出规模,增加结余额度。

表1-42　1949年以来我国公立医院预算管理方式历史概况

时期	主要政策	时间	预约管理方式	主要特点
计划经济时期（1949—1978）	《关于健全和发展全国卫生基层组织的决定》	1951	收支两条线下的“统收统支”方式	收入全部上缴财政，支出编制年度预算，经主管部门核准拨款，专项专用；医院经营无自主权
	《关于改进医疗财务管理的联合通知》	1955	收支两条线下的“差额补助”方式	医院收支全部纳入国家预算，财政按医院实际收支差额拨款，年终结余全部上缴；医院经营无自主权
	《关于医院工作人员的工资全部由国家预算开支的联合通知》	1960	全额管理、定项补助、预算包干	“定向补助”实质为按人头补助，包括医院全部人员的基本工资和1%福利费以及2%的工会会费由财政拨款解决，其他一切支出均由医院自行解决；医院结余用来增加服务供给，补充设备
市场经济时期（1979—2008）	《关于加强医院经济管理试点工作的意见》	1979	全额管理、定额补助、结余留用	由“定项补助”逐步转化为“定额补助”，即将包工资转换为按编制床位定额补助；补助定额包括医院职工工资、工资补助、职工福利费等支出，退职退休人员经费、病人欠费基金、大型设备购置费用、房屋大修专款由财政另外拨付；补助定额结合“定任务”完成情况发放；结余主要用于改善医疗条件，小部分用于集体福利和员工奖励
	《医院经济管理暂行办法（修改稿）》	1981	全额管理、定额补助、结余留用	定额补助额度调整为“一部分按工资、一部分按床位或完成任务的数量和质量确定”
	《关于加强文教行政财务工作的几点意见》	1983	—	分配经费时，凡是可以按照工作任务或特定标准（如按学生、按病床等）计算经费的，就不要按职工人数分配经费，逐步改变经费分配上的“供给制”做法
	《关于进一步扩大直属事业单位财务、基建、物资自主权的几项规定》	1984	定额包干，结余留用	财政对医院的经费补助，除大修、大购外，实行定额包干，由医院支配，结余留用；增收节支60%用于发展卫生事业，40%用于集体福利和个人奖励
	《关于卫生工作改革若干政策问题的报告》	1985	定额包干，结余留用	财政对医院的经费补助，除大修理和大型设备购置外，实行定额包干；补助经费定额确定后，单位有权自行支配使用
	《财政部关于节约事业费开支的几项规定》	1987	——	公立医院按病床使用日数、门诊人次和社会防治等任务核定预算
	《关于扩大医疗卫生服务有关问题的意见》	1988	定额包干、结余留用	财政对医院的经费补助，除大修理、大型设备购置和离退休人员经费外，试行定额包干；包干后，在合理定编、定员前提下，减人不减钱，增人不增钱；收支结余40%由于事业发展基金，剩余部分由单位自行分配

续表

时期	主要政策	时间	预约管理方式	主要特点
	《关于事业单位财务管理的若干规定》	1989	核定收支、定额（或定项）补助、增收节支留用、减收超支不补	差额预算管理单位向自收自支管理过渡，可实行与事业费减拨速度挂钩的办法
	《关于深化卫生改革的几点意见》	1992	工资总额包干	在有条件的单位实行工资总额包干，包干结余和创收部分，在保证事业发展和完成科教任务的前提下，可由单位自主支配
	《机关、事业单位、工资制度改革三个实施办法的通知》	1993	工资总额包干	差额拨款单位可根据经费自理程度和国家有关规定，实行工资总额包干或其他符合自身特点的管理办法
	《医院财务制度》（1998年版）	1998	核定收支、定额或定项补助、超支不补、结余留用	定额或定项补助的具体内容和标准，可根据各级各类医院的不同特点和业务收支状况以及财力进行确定。大中型医院一般以定项补助为主，小型医院一般以定额补助为主
	《关于卫生事业补助政策的意见》	2000	核定收支、定额或定项补助、超支不补、结余留用	公立医院以定项补助为主，由同级财政安排
	《关于加强医疗机构财务部门管理职能、规范经济核算与分配管理的规定》	2004	—	以科室收支结余为基础，通过服务效率、服务质量和经济效率等指标，科学合理地考核科室工作绩效并核算科室奖金
“新医改”时期（2009至今）	《医院财务制度》（2010年版）	2010	核定收支、定项补助、超支不补、结余按规定使用	国家对医院实行“核定收支、定项补助、超支不补、结余按规定使用”的预算管理办法。地方可结合本地实际，对有条件的医院开展“核定收支、以收抵支、超收上缴、差额补助、奖惩分明”等多种管理办法的试点
	《关于全面推开县级公立医院综合改革的实施意见》	2015	—	改革财政补助方式，加强预算绩效管理，强化财政补助与医院绩效考核结果挂钩。
	全国卫生与健康大会	2016	—	允许医疗卫生机构突破现行事业单位工资调控水平，允许医疗服务收入扣除成本并按规定提取各项基金后主要用于人员奖励
	《关于开展公立医院薪酬制度改革试点工作的指导意见》	2017	—	落实公立医院分配自主权

■分配逻辑：科室收支结余值越高，绩效分配越多；收支结余主要靠医技项目补偿

在上述两个框架制约下，公立医院内部及其科室绩效分配逻辑是：首先，收支结余主要靠医技项目逆向补偿，这种方式在业务量不饱和的中等规模医院更为常

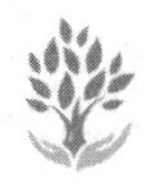

见。其次,科室收支结余值越高,科室绩效分配的总盘子越大,分配到医师个人的绩效亦多,这对医师会产生正向激励作用,会强化其自身的医疗行为(不管这种医疗行为是否规范)。同时,科室收支结余值越低,科室绩效分配的总盘子越小,分配到医师个人的绩效亦少,会弱化医师的激励效果。

(3)点值法支付逻辑与绩效分配逻辑的非对称性。

■"人价高、点值高"与"结余多、绩效多"的非对称性。点值法支付逻辑与绩效分配逻辑的非对称性首要表现为"人价高、点值高"与"结余多、绩效多"的非对称性。若按照点值法"人价高、点值高"的支付逻辑,手术项目、护理项目、治疗项目等能体现医务人员高技术价值的项目会得到高点值,而检查、检验等体现医务人员低技术价值的项目会得到低点值。而按照绩效分配"结余多、绩效多"的支付逻辑,检查、检验等"结余多"的项目会得到高点值,手术项目、护理项目、治疗项目等会得到低点值。点值法支付逻辑与绩效分配逻辑的非对称性归根结底涉及一个深层次的问题,即医院绩效从哪儿来的问题。当前的医院内部绩效主要由医技项目贡献,未来理想的医院内部绩效主要由医务人员技术劳务价值贡献,要实现这个跨越还有很长一段路要走,其实现的前提就是医疗服务价格制定的科学化,真正实现"真实成本、合理价格"的政策意涵。

■点值法宏观性与绩效分配微观性的非对称性。具体表现为点值法不能直接套用为医院内部绩效奖金的分配工具,这一问题还需持续深入讨论和研究。

2. 点值法支付框架难以满足绩效分配整体要求

(1)点值法难以综合衡量医务人员工作量、工作质量和工作难度。

■点值难以综合衡量医务人员工作量

点值法评价基础和对象为可收费的医疗服务项目。医生除执行可收费的医疗服务项目外,还会执行大量非收费的医疗工作,比如日常查房、病例讨论、教学、病案书写等工作。护士除执行可收费的直接护理项目外,还会执行大量非收费的间接医疗服务项目(其多为不易量化评估、不能产生直接效益的护理劳动),比如一些优质护理项目、健康教育等。因此,以可收费医疗服务项目设计点值难以衡量医务人员的整体工作量。在实际中,公立医院内部绩效分配很少用可收费医疗服务项目作为绩效分配基准,常常用管床数、收支病人数、门诊人次数、出院人次数、住院床日、手术人次数、会诊数等宏观指标作为绩效分配的依据,再辅以岗位系数、职称系数等。

另外,对以下情况,以可收费医疗服务项目设计点值也难以有效衡量:

➢一线医生和二线医生、一线护士和二线护士工作量区分。

➢内科和外科医生工作量。由于病种的不一样，内外科医师的劳动付出方式往往不一样，内科以药物治疗为主，而外科以手术治疗为主，外科可收费医疗服务项目远多于内科，导致内科医生工作量点数明显低于外科。非手术科室的医师工作量反映程度较低，并不能反映非手术科室的实际工作量。

➢同一项目不同科室之间操作习惯不同，这种差异无法在绩效系统内设置统一标准。

■点值法难以综合衡量医务人员工作质量、工作难度、医师能力、治疗结果

同一个操作，对于不同的人群、不同的病种，其风险程度是不一样的。不同的医师在处理危重复杂程度不同的病人时所表现出来的技术能力和服务水平存在差异，单纯考量不同医疗服务项目的相对价值，忽略了不同医师在处置相同医疗服务上的能力差异，无法对病人病情的严重程度和复杂程度进行差异化计算，RBRVS点数也不考虑最终的治疗结果和质量。

(2)点值法难以处理医护绩效分配逻辑问题。

■临床科室医生和护士关系的几种形态

➢独立型医护合作：医生和护士独立执行医疗项目。医护工作量及绩效分配比例能量化。

➢紧密型医护合作：医生和护士紧密合作完成医疗服务项目，医护工作量及绩效分配比例较容易量化，即某个项目医生为主、护士为辅或护士为主、医生为辅时各自的贡献是可以量化的。

➢松散型医护合作：医护有一定关联，但不紧密。医护工作量及绩效分配比例较难量化。

■当前临床和医技科室医护绩效分配的模式

我国公立医院临床和医技科室医护绩效分配的模式主要有三种：

➢医护分开核算模式

医护分开核算(垂直护理绩效分配)模式最大的好处，就是有利于实行护理单元制，便于护理部统一大盘二次考核，有利于护理人员全面发展，便于调整护理科室绩效差异，有利于医院整体护理的管理，也有利于护理部对护理的统一调配，同时也缓解了医护之间分配的矛盾。医护分开核算的不足主要体现在，医护收入的划分和确认相对较难，医护分开核算处理不好，影响医护工作协调。同时对护理部绩效考核分配能力提出的挑战较大，许多护理部因为考核不公、分配不公出现许多问题。因为分开核算时，医护为了自身利益，容易出现沟通成本加大、相互扯皮、收入分配产生纠葛、患者就医感受不好、服务满意度不高等问题。

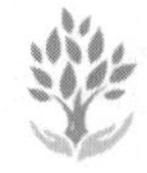

➢医护一体化科室核算模式

医护一体化科室核算模式最大的好处是有利于医护关系协调,有利于护理人员的专科护理发展。医护一体化科室核算模式的问题是不利于实行护理单元制,容易造成业务量不足科室护理人员配置超员,不利于护理人员的内部调配,也不便于护理部对护理科室绩效差异的调整,医护之间分配的矛盾比较明显。

护理团队的绩效工资与所在科室的医生绩效水平有关,而与护理团队的工作强度、风险相关性不高。因此,不能客观评价护理人员的工作强度和绩效水平,带来显著的不公平,导致人员无序流动。在以收支节余为基础的科室绩效考核体系下,在大多数综合医院中,儿科、急诊、ICU科室成为护士无序流动的重灾区,而手术室、医技科室、行政岗位成为护士优先选择的岗位,护士无序流动严重影响护理队伍管理和护理质量提高。

➢医护业务量分开成本核算、不分家成本核算模式

医护业务量分开成本核算,主要是设置业务量绩效指标,即为了体现医护各自特点,选择具有各自专业特点的业务量指标,例如医生按照门诊人次、管床病人数、手术人数、住院床日数、手术人次等,护理按照入出院人数、护理级别、护理人数等核算。医护业务量分开成本核算指标应该选择强趋向性相关性指标,以体现医护分配差异。医护业务量分开成本核算模式下医护各自具有代表性的业务量分开,以体现医护各自价值,成本核算依然按照科室核算,既有分开又有合作,可减轻成本核算工作量,防止医护相互扯皮不和谐,提高患者满意度。医护业务量不分家成本核算,主要指科室成本统一核算,其便于成本单元设置,核算成本相对容易,有利于合理处理医护分配关系,有利于化解医护分开核算患者就医感受不好及医护分配冲突问题。医护业务量不分家成本核算的不足是需要医护业务量指标积分设计合理,这对医院绩效管理能力要求很高。

■点值法难以处理医护绩效分配逻辑问题

点值法作为工具运用于医院首要面临的问题是医生和护士绩效分配逻辑的拟定,具体体现为科室内部绩效分配进行医护分开核算的系列机制设计。

➢如何建立医生和护士点值体系。美国RBRVS体系和我国台湾地区长庚医院医师费率制度仅针对医生项目,基本没有涉及护士项目。因此,对医护分开核算首要面临的问题是如何建立医生和护士点值体系。有两种可能:第一,医生和护士分别建立不同的点值体系。比如,医生项目参照美国RBRVS体系建立点值体系,护士项目以护理时数建立点值体系。二是医生和护士建立相同的点值体系。比如,医生和护士项目均参照美国RBRVS体系建立点值体系。不管医生和护士

建立什么样的点值体系，首要面临的问题是，医生和护士三种关系（独立操作、紧密型合作、松散型合作）的界定和处理。

➢如何拟定医生和护士绩效总额。医护分开核算的第二个问题是如何拟定医生和护士绩效总额。医生和护士绩效总额体现了医生群体和护士群体对科室的贡献程度，如何体现“三分治疗、七分护理”，如何让医护绩效工资差距变得可控？

➢医技科室收入如何逆向补偿医生和护士绩效。临床科室绩效部分来自医技科室开单项目的逆向补偿。表面上看，医技科室开单项目由医生开单和判读产生，逆向补偿应全部作为医生绩效。但在护理项目存在大量亏损情况下，如仅补偿医生项目，如何保证护理团队绩效来源？医技科室收入逆向补偿医生和护士绩效，医生和护士分配比例如何制定，又是一大难题。

（3）点值法计算到个人与院科逐级核算有一定冲突

目前，我国公立医院绩效分配为院科两级逐级核算。在院科两级核算体系下，科主任对科室内部绩效的二次分配具有较大的自主权，科主任根据学科建设、医疗服务质量、新技术新项目开展、科研教学、重点疑难手术讨论组织、急危重症救治能力培养等情况综合将科室奖金分配到个人。点值法根据工作量将绩效精确分配到个人，削弱了科主任科室内部绩效二次分配的权力，可能导致科室内部管理失衡的风险。

二、我国点值法试点地区的差异简析

（一）工作量绩效模式

不同职系工作量点数体系主要受间接工作量点数调节，间接工作量点数形成路径差异显著，亟待标准化。

对医师或护士亲自操作的没有诊疗代码的工作赋予间接工作量点数是我国医院工作量绩效模式创新亮点之一。我国医院工作量绩效实践模式下不同职系、不同科室大类点数体系不同，间接工作量点数为调节变量。同时我国实践科室间接工作量点数形成路径差异显著，亟待标准化。中山大学肿瘤医院将出院人次作为非重点执行诊疗项目点数评价依据，温州医科大学附一院将入院人次、出院人次、住院床日数作为医生和护士间接工作量点数的评价依据，河南省人民医院将出院人数作为内科医生和护士间接工作量点数的评价依据，外科医生则为手术台次。

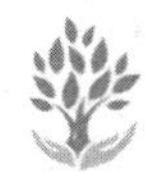

（二）医师费率模式

1.工作量绩效模式点单价与医师费率模式提成比率异质性问题

(1)工作量绩效模式点单价形成机制。

在实践中，工作量绩效模式点单价以科室为基本单位，参照“科室点单价=科室奖金基数/科室工作量点数基数”核算。科室奖金基数一般有两种选择：第一，科室全部奖金作为基数；第二，科室部分奖金(一般80%)作为基数。科室工作量点数基数也有两种选择：第一，直接工作量点数作为基数；第二，总工作量点数(直接工作量点数+间接工作量点数)作为基数。科室奖金基数与科室工作量点数基数不同组合可以衍生出不同的点单价体系。

(2)医师费率模式提成比率形成机制。

在实践中，医师费率模式提成比率以医疗服务项目为基本单位，参考哈佛大学研究的相对价值比率，结合服务量和服务费用总预算，自主设定提成比率。医疗服务项目分类是提成比率设定的基础。在具体操作中，将医师费分成判读费和执行费：判读费一般给予固定提成比率(一般为5%)；执行费基于医疗服务项目分类给予不同的提成比率。医疗服务项目执行费率设置有两种基本模式：第一，将医疗服务项目整合成若干大类，每大类赋予固定或变动提成比率；第二，以单个医疗服务项目为基准赋予每个医疗服务项目不同的提成比率。在医师费率模式下，由于提成比率以医疗服务项目为基本单位，不同职系相同项目提成比率不同，不同职系相同项目的点值不同；相同职系相同项目提成比率相同，相同职系相同项目点值相同。

(3)工作量绩效模式点单价与医师费率模式提成比率异质性。

异质性主要表现在三个方面。第一，生成路径及人力价值体现程度不同。虽然工作量绩效模式和医师费率模式均以服务量和服务费用总预算为基础(分母)，但工作量绩效模式直接工作量点数直接来源于RBRVS表、间接工作量点数反映医生隐性工作量；而医师费率模式以医疗服务项目价格为点数，医师部分间接工作量未充分反映。第二，核算对象不同。工作量绩效模式点单价以科室为核算对象，医师费率模式提成比率以医疗服务项目为对象。第三，点单价变动规则不同。工作量绩效模式科室点单价一般逐年调整点单价，而医师费率模式提成比率在基期确定后基本保持不变。

（三）本土创新模式

我国本土自主创新模式尚处于试点阶段，指标体系、评分办法、指标权重等要素内涵尚未统一，亟待标准化

1. 指标体系设置差异化是本土自主创新模式标准化最应优先解决的问题

指标体系差异化具体包括指标层次差异化、指标支撑内容差异化。指标层次代表指标层级的数量，4个实践单位指标层级及各级指标的个数均不尽相同。4个实践单位指标支撑内容可概括为工作时间、技术水平、技术风险、工作强度等内容，应参照美国RBRVS指标体系及其支撑内容，结合我国实际，在专家咨询基础上形成我国本土的指标体系及相应的支撑内容。

2. 评分办法异质性是本土自主创新模式标准化面临的第二个问题

评分办法异质性具体包括评分方法异质性和评分尺度异质性。我国实践单位采用序数评分法、基数评分法、定量估评分法来对指标综合打分，而每种评分方法对应的评分尺度不尽相同：序数评分法根据指标的具体内容与特点分别确定其评价尺度，每个指标因具体内容与特点不同，给予的评分尺度不同；基数评分法预先给予每个指标相同评分范围（一般是1—100分），专家在范围内对每个指标打分；定量估评分法是每个RBRVS的经典评分法，在专科内部预先确定基准项目，基准项目各项指标评分均为1，科内其他项目与基准项目对比后打分，该分数一般是在预调查后给出一个评分区间。

3. 指标权重形成方法差异化是本土自主创新模式标准化面临的第三个问题

指标权重形成方法差异化具体包括指标重要程度评分差异化和加权差异化。指标重要程度评分差异化主要源于量表的选用不同，某些单位选择李克特五级量表，而有些选择李克特九级量表。指标加权差异化主要体现为有无纳入专家权威系数作为加权因子。

三、新支付制度下点值法可能出现的新机制、新体系

（一）国家医保局成立背景下，对公立医院运行影响重大深远

2018年，国务院公布大部制改革方案：将人力资源和社会保障部的城镇职工和城镇居民基本医疗保险、生育保险职责，国家卫计委的新型农村合作医疗职责，国家发改委的药品和医疗服务价格管理职责，民政部的医疗救助职责整合，组建国家医疗保障局，直属国务院。国家医保局职责包括：拟订医疗保险、生育保险、医疗救助等医疗保障制度的法律法规草案、政策、规划和标准，制定部门规章并组

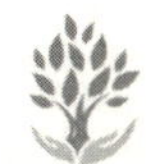

织实施;组织制定并实施医疗保障基金监督管理办法,建立健全医疗保障基金安全防控机制,推进医疗保障基金支付方式改革;等等。"四权归一"的国家医保局成为最大医疗支付方,我国医改进入医保主导时代,其中公立医院将成为医保重点监控对象,其结果对公立医院收支影响较为深远。特别是2019年10月国家医疗保障局办公室印发的疾病诊断相关分组(DRG)付费国家试点技术规范和分组方案,提出了国家医保局DRG总体推进思路"三年三阶段":30个城市要在国家DRG付费试点工作组的统一领导下,按照"顶层设计、模拟测试、实际付费"三步走的思路,确保完成各阶段的工作任务,确保2020年模拟运行,2021年启动实际付费。公立医院将面临从"创收型"为主向"成本节俭型"转变的压力。

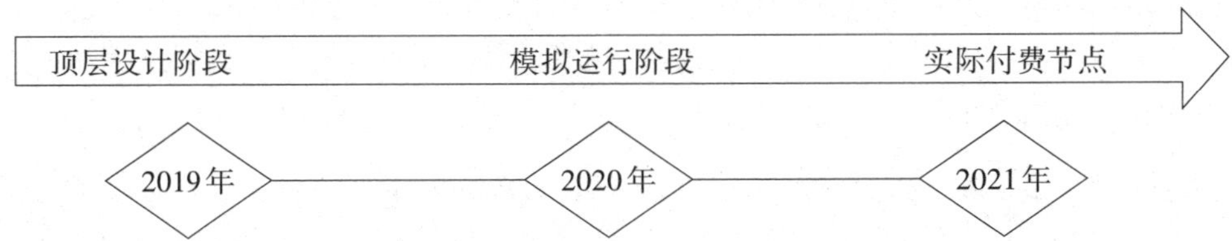

2019年	2020年	2021年
·3月 启动试点工作 ·5月 初步完成国家DRG分组框架及相关基础标准;制定试点城市开展DRG工作配套文件 ·9月 对试点城市开展国家试点分组规范培训 ·12月 完善国家分组,试点城市准备陆续开展模拟运行	·完成模拟运行,符合条件的启动实际付费;国家系统正式上线。 ·6月前 开始模拟运行督导检验 ·7—12月 DRG模拟运行评估,进一步完善 ·12月 审议模拟运行情况,部署下一步工作	·1—5月 开展召开典型经验交流会议 ·6月底前,督查调研,推动工作落实 ·9月底前,启动试点工作专项评估,提出完善意见及下一步计划 ·12月前,向国务院汇报试点工作情况及下一步安排

图1-5 国家医保局DRG付费试点设计思路

(二)建立定调价多元主体参与机制,强化专科医学会对支付制度的支撑功能

作为支付基准,我国医疗服务项目价格仍缺乏系统科学的价格匡算、形成和调整机制。2018年机构改革后,国家医保局实现医疗服务价格定调价职能碎片化向系统化集成。针对上述问题,应从以下两方面健全。第一,国家医保局应建立定调价多元主体参与机制。一方面,医保局内部要设立医疗服务项目价格定调价专门组织,比如价格咨询委员会;另一方面,医保局要创新外部利益主体参与决策途径,建立内外部多元利益主体协同参与机制。第二,强化专科医学会对支付制度的支撑功能。目前,我国专科医学会注重制定技术规范及标准,而轻视专科内

部医疗服务项目技术价值评价。政府部门对医疗服务项目成本要素和技术价值变化不够敏感,而各专科医学会对专科所属的医疗服务项目最为敏感。建议各专科医学会内设专门的支付制度专家委员会,负责医疗服务项目人力技术价值评估、物耗成本评估等工作;国家和地方医保局医疗服务项目定调价主要参考各专科医学会的评估结果,进而激发各专科医学会参与的内生动力;同时,国家和地方医保局以前3年申报量最大的专科为各项医疗服务项目负责专科。

(三)建立医务人员人力技术价值评价体系和支付标准点值体系

我国存在医疗生态失衡、专科间非均衡发展等问题,与支付制度的杠杆调节机制的失灵有关。支付制度的杠杆调节失灵主要原因在于支付标准(医疗服务项目价格)制定的"重物耗、轻人耗"内在逻辑,即医疗服务项目定价主要考虑耗(器)材等物耗因素,未能合理体现医务人员人力技术价值。在"自收自支、结余分成"框架下,支付标准(项目价格)与医疗服务投入资源脱节,导致低成本高收益专科大幅扩张,高成本低收益专科则快速萎缩,甚至消失(比如儿科)。同时,为获取与教育、风险、难度和强度相匹配的薪酬,医务人员需从医技、药品、耗材等类别进行逆向补偿,医生与药(耗材)企形成的利益共同体催生的"过诊过治""药价虚高"等无效医疗问题反过来加剧了支付制度的杠杆调节机制扭曲程度。建立医务人员人力技术价值评价体系是解决上述恶性循环的根本办法。建立的我国医务人员技术价值评价体系需对接《中国医疗服务操作项目分类与编码》(CCHI),比如要素体系(基本人力消耗及耗时、技术难度及技术风险)对接、评分办法(百分制)对接、项目分类对接等。同时,在医务人员人力技术价值评价结果基础上,结合CCHI内涵及成本构成要素,完善医保支付标准点值体系。

(四)完善公立医院区域成本数据库建设,健全专科间串联机制

从我国台湾地区RBRVS实践路径来看,医疗服务项目执业成本及其所属的分类成本点值评价和项目成本核算是支付标准点值体系形成的关键,也是专科间串联方法由难到易的关键支撑。因此,完善公立医院区域成本数据库建设相当重要。在国家层面,继续完善全国医疗服务价格和成本监测体系,以及完善网络信息系统的决策支持能力建设,也需持续开发和完善科室成本、项目成本核算技术。在地区层面,需单独建立区域性公立医院成本数据库,作为区域卫生信息系统的下设信息平台。由于专科间项目难度、风险不同,相同项目不同专科点值赋值也成为发展RBRVS体系的难题。我国的CCHI尚未建立专科间串联机制。虽然初期希望参考美国的RBRVS串联机制建立本土化的串联机制,但由于缺乏部分成

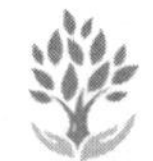

本数据支撑阻碍了本土化的形成。我国大陆地区可以参考我国台湾地区RBRVS三个阶段不同时期的串联方法，建立健全专科间串联机制。另外，在“中央-省级-地级市”三级定价体系下，省份内部区域经济发展非均衡性、医疗机构属性差异、患者属性差异等因素对医疗服务项目资源消耗多寡有较大影响，需要引入风险校正机制。

（五）探索建立基于点值体系的收付费一体化机制

我国台湾地区健保局通过有效衔接宏观政策工具和微观政策工具，来实现基于点值体系的收付费一体化机制。具体而言，宏观政策工具主要是地区总额预算机制，包括地区总额预算计算公式、增长率协定、成本价格指数制定、弹性结算等内容。而微观政策工具为转换支付基准导入的RBRVS和DRG，DRG点数来自所包含医疗服务项目的累加点数。在预算收支平衡原则下，宏观和微观工具链接主要通过费用转换系数，以实现总额控制的目标，也有效克服了患者自付与自费医疗费用的难题。我国大陆地区物价和医保链接程度不足，主要根源在于宏观政策工具和微观政策工具衔接机制尚未建立。在宏观政策工具方面，普遍采取“支出目标制”的个别医院总额预算制度，而非全口径的地区总额预算。在微观政策工具方面，以项目付费为主体的支付制度难以实现预算总额控制的功能。未来我国大陆地区基于点值体系的收付费一体化机制应包括三个核心要件。一是全口径的地区总额预算机制。二是支付标准的点值体系。该体系的建立分两个阶段：第一阶段建立医疗服务项目点值体系，以转换系数实现医保与医疗服务价格点数挂钩；第二阶段引入病种（组）点值体系，分别制定每病种（组）医保基金定额标准与个人自付标准。初期确定项目点值，中期引入病种（组）点值，后期形成多元点值体系。三是全口径地区总额预算与支付标准点值的转换与挂钩机制，即核算地区内部每点值的价格。

（六）探索建立健全公立医院薪酬制度与支付制度联动机制

美国为开放式医疗服务体系，而我国为封闭式医疗体系。在我国，除开办诊所外，医务人员必须受雇于医疗机构；且医保和患者通过“打包”方式统一将医师费和医院费支付给医疗机构，医疗机构再通过内部绩效考核向医务人员支付薪酬。与我国台湾地区专科医学会可同医保支付机构议价不同，我国大陆地区医院和医生在物价部门、医保机构面前处于弱势地位，议价能力极低。另外，目前我国大陆地区主要在公立医院内部绩效管理中进行RBRVS实践，存在点值法支付逻辑与绩效分配逻辑的非对称性问题，具体表现为“人价高、点值高”与“结余多、绩

效多”的非对称性和点值法宏观性与绩效分配微观性的非对称性。

（七）建立人力技术价值评估和医院成本核算的整合机制

美国RBRVS支付标准形成机制以真实资源消耗和分类为基础，建立资源消耗与支付标准匹配规则，其精髓在于人力技术价值评估和医院成本核算的整合方式。第一，建立医师人力技术价值评估体系。医师价值和劳务价格如何匹配始终是一个世界难题，压低医师劳务价格往往是政府价格规制的重点。人力技术价值评估主要目的在于建立同人力成本联动的相对价格体系，反映医师人力价值与支付价格线性对应关系，有效避免了因专科间人力消耗与价格的不均衡而引起的扭曲激励，进而避免了医疗生态发展的失衡。为准确评估医师服务过程中的资源消耗情况，美国RBRVS开发了下述机制：一是建立医师工作量体系，将医师工作量分为服务前工作量、服务中工作量、服务后工作量，服务前工作量和服务后工作量主要反映医师纯脑力活动的评估与管理工作，服务中工作量包括服务时间、脑力劳动与判断、技能与体力劳动、心理压力等四要素。二是建立服务前、后工作量和服务中工作量线性函数关系，服务中工作量是服务前工作量和服务后工作量计算的基础。三是建立医疗服务项目成本显性化机制。在CPT中新增非手术类操作代码，在HCPCS（美国医疗保健通用操作编码系统）等级Ⅱ（LevelⅡ）中记录救护车、轮椅使用等非诊疗类服务信息。四是强化专科医学会对支付标准形成的支撑功能。第二，健全医院成本核算体系。从美国RBRVS的发展历程来看，建立医院成本核算体系的功能主要有两方面：一是测算执业成本相对值，二是串联医师工作量、执业成本、医疗保险费三类相对值。美国RBRVS执业成本相对值计算经验显示，医院成本核算方法选择与医院成本数据库完善程度有较大关联。建议从三方面完善我国医院成本核算体系。一是完善我国公立医院国家层面和区域层面的成本数据库建设。二是探索建立公立医院生产函数模型，以患者为对象量化资源投入到产出患者服务组合路径。三是研究比较不同医院成本核算方法的资源消耗同质性，探索建立以病人为单位的成本核算技术。第三，建立人力技术价值评估和医院成本核算的整合机制。整合机制应包括以下要件：一是三类相对值相同基准的转化机制。根据医院成本核算结果呈现的医师人力成本、执业成本、医疗保险费占比将医师工作量、执业成本、医疗保险费三类相对值转换为同一尺度，串联形成各项目相对值。二是医师微观薪酬和宏观支付制度的联动机制。我国公立医院大型基础建设、设备购置资金来源千差万别，支付标准形成过程中对同级别的医院一刀切往往造成医师薪酬支付的不公平。医师工作量相对值和执业成本相对值分别对应医师费和医院费后，所形成的医师微观薪酬和宏观支付制度的联动机制能有效解决上述不公平问题。三是支付标准动态调整的切入机制，具体包括制约机制、技术指引、切入路径等内容。

（作者：阳光、张培林、王毅、龙攀、颜维华、高小玲、王佾、张霞、李晓军、刘丹、孔德明、陈莉、路晓钦、谢成彬、张云、朱秀芳、朱小玲、彭琳、程敏）

第二章 重庆市医院成本管理研究中心创新版点值法实践初探

CHAPTER 2

导读

福建三明的“大部制、压虚高、年薪制”医改得到国家层面的认同并向全国推广，三明在“三医联动”中其支付制度改革是重要抓手，也是实施医务人员年薪制的托底基础，而年薪制的具体体现既要与“创收”切割，又要与医务人员的劳动价值的货币表达相匹配，“工分制”或称“积分制”成为重要工具。其中，既要与卫生政策大政方针一致，又要用上RBRVS的部分原理。

重庆市医院成本控制研究室升格为重庆市医院成本管理研究中心，以及被评为博士后科研工作站，这个过程中先后承担了重庆市利用世行贷款统筹城乡发展与改革二期卫生项目“发展和应用以循证医学为基础的临床路径及医院标准化成本核算”、国家社科基金项目“供需方视角下政府对公立医院投入的对比研究”、重庆市政府指令性任务“公立医院成本核算与补偿机制研究”、重庆市发改委指令性项目“以成本为基础的医疗服务价格动态调整机制研究”及中国卫生经济学会招标课题“医院经济管理与成本费用控制研究”等。来自基层医院的研究提示任何单项医改越深越不可持续，由此提出“五联动”（成本核算、医疗定价、支付制度、补偿机制、薪酬制度）及“五对接”（即与项目的真实成本对接、与当地医疗服务项目的价格对接、与“健康中国”战略及薪酬制度改革对接、与公立医院绩效考核指标及国家规范对接、与未来的DRG支付制度的实施对接）的RBRVS创新运用的理论与实践。

本章仅叙述近两年重庆九院放射科、康复疼痛科、消化内科创新运用RBRVS的背景、指标选择及权重、实施过程、创新特点及效果评价并附实践与理论结合中的相关数据，供同行参考。

第一节　对理论框架设计面临的问题的认识

一、对“五联动”问题的认识

在“三医联动”宏观框架下，成本核算、医疗定价、支付制度、补偿机制、薪酬制度是一个联动体系。

（一）真实成本核算体系

1. 总论

首先，我国尚未建立系统的真实成本核算体系，其主要原因在于缺乏基础性标准化科室成本核算和项目成本核算体系。标准化科室成本核算需解决基础数据规范化、科室归类、科室编码、分摊参数选定等关键问题，项目成本核算的关键在于核算方法的选取，核算方法包括作业成本法、美国版RBRVS、收入系数法等。但是，在目前医院的收入支出中有着如前所述的“重物耗、轻人耗”困境，公立医院即使有成本核算，但仍须先解决“过诊过治”“药价虚高”等问题，以体现其真正的成本。这就涉及标准问题。标准成本包括理想标准成本、正常标准成本和现实标准成本。理想标准成本是现有资源条件所能达到的最优水平的成本。正常标准成本是根据正常的工作效率、正常的生产能力利用程度和正常价格等条件制定的标准成本。现实标准成本是根据适用期合理的耗费量、合理的耗材价格和生产能力可利用程度等条件制定的切合适用期实际情况的一种标准成本。

医疗服务标准成本是指医院在充分核算、调查、分析和技术测定的基础上，在现已有的技术水平条件下提供某种服务应当发生的成本。标准成本可以是医院整体层面的，也可有科室、医疗服务项目、病种、床日、诊次的标准成本。理想的医疗服务标准成本理论上是存在的，是指医院的医疗卫生服务条件、经营管理处于最佳组合状态，能产生最高效率、效益，没有浪费任何资源的成本状态。由于在实际工作中，理想标准成本是不可能完全实现的，因此同样有正常标准成本和现实标准成本。医院的正常标准成本是指医院的医疗卫生服务条件、管理、运行处于正常状态下的成本状态，实践中常常是以过去若干时期或者阶段实际发生的平均数据作为正常水平条件下应呈现的成本水平。但由于有患者和不同医疗单位不同医护人员个体差异的存在，各医院、科室、医疗服务项目乃至病种、床日、诊次等都可有一定程度的差异，甚至同一家医院不同科室相同项目都可有差异。实际上，正是由于存在这样的差异，在实际中才具有可操作的成本形态——现实标准成本。如：根据某种疾病的诊治规范和临床路径，同时考虑具体医疗机构和医护

人员个人的因素，可以得出该类疾病治疗的现实标准成本。通过有组织地、规模化地建立成本核算体系，可在地区内得到其所有或者多数医疗机构某项医疗服务项目的社会平均成本，即用某地区内的医疗机构同类医疗服务业务量同该医疗机构同类医疗项目单位成本的乘积，与所有医疗机构同类医疗服务业务量总和的比值来确定。在经过分析，排除“过诊过治”“药价虚高”的情况后，这样的医疗服务项目社会平均成本可视为相对的真实成本。

有关业务人员的人力成本如何认定？长期以来，为保证提供低廉优质医疗服务而形成的、以医务人员活化劳动为主的大部分医疗服务项目处于“虚有价格、虚无成本”状态，其实质就是对医务人员劳动价值所匹配的应有的收入没有明确的界定，在以科室为核算单元，以收抵支结余分成的模式下，医院创收成为必然。也必然会对成本核算中人力成本及其产生的“真实成本”提出质疑。

综上所述：真实成本应该是一个体现医务人员活化劳动价值的人员费用支出，通过有组织地、规模化地建立成本核算体系，在地区内得到其所有或者多数医疗机构某项医疗服务项目的社会平均成本，经过分析排除“过诊过治”“药价虚高”的情况后，而得到的动态数据。

2. 科室成本核算的国际经验借鉴

我国医院科室成本核算尚处于不全成本核算阶段，核算结果应用层级较低，科室归类、成本项目分类及科目设置、成本科目与财务会计科目衔接、分配基准设置等关键技术尚未形成标准化、权威性、规范化的体系。国际经验能为我国解决医院科室成本核算所面临的问题提供重要的借鉴。下文系统阐述了美国、日本、越南、菲律宾等国家开展医院科室成本核算的特点和经验。

(1)医院科室成本核算流程。

虽然各国医院科室成本核算流程不尽相同，但基本遵循以下7个核心步骤。一是科室分类，即制定医院成本中心的标准清单。行政后勤类、临床支持类、临床服务类是国际通行的分类规则，分别对应管理费用成本中心(Overhead cost centers，OCC)、中间服务成本中心(Intermediate cost centers，ICC)、最终服务成本中心(Final cost centers，FCC)，各国三类成本中心命名有所差异。二是科室归类，即将各个科室分配到各类成本中心。三是计算每项投入的总成本，即进行成本项目归类(cost items)。主要目标是确定成本分析将纳入哪些成本项目，并使用现有数据核算成本项目的总成本，确保医院成本能精确地归集和分摊到正确的科室。四是进行直接成本归集，即根据各科室实际消耗资源将直接成本直接归集到行政后勤类、临床支持类、临床服务类科室。直接成本能够直接计入成本中心，其定义与各

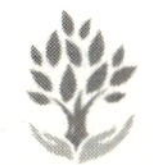

国的医院会计制度、信息系统复杂程度有关。五是拟定分配基准，进行间接成本、行政后勤类总成本、临床支持类总成本的多级分摊。间接成本是不能直接归集到各科室的费用，需采用一定原则和分配基准计算计入成本中心。分配基准分为间接成本、行政后勤类科室总成本、临床支持类科室总成本三类。六是采用阶梯分配法(step-down costing)进行成本分摊，即根据拟定的分配基准将间接成本分配到各个成本中心，并进行一级分摊(行政后勤类科室总成本分摊到临床支持类、临床服务类科室)和二级分摊(临床支持类科室总成本分摊到临床服务类科室)。七是计算和审核平均单位成本(出院人次成本、床日成本、诊次成本)。

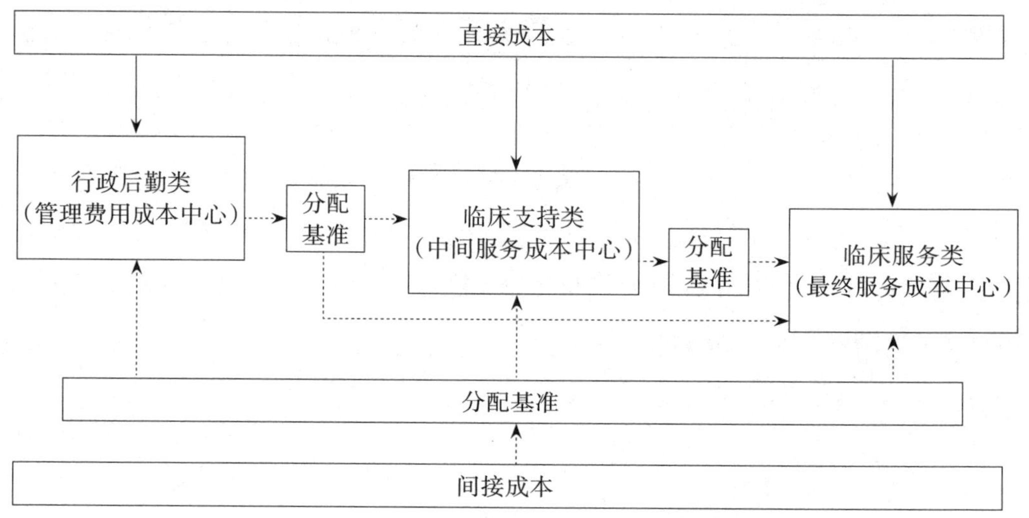

图2-1　医院科室成本核算成本归集与分摊的国际经验

(2)医院科室成本核算的关键技术。

①科室分类和归类。

为确保各医院之间科室成本核算结果的公平性、准确性、可比性，需对成本核算中心进行标准化。为实现上述目标，了解掌握医院科室的临床和业务特点如何影响其资源需求进而影响其成本消耗至关重要。一般而言，临床和业务特点包括制度安排、医院所有权性质、组织结构、支付机制、补偿机制、服务范围、病人病例组合、医疗安全与质量、临床路径等要素。成本核算中心标准化的结果是形成了三分类规则，各国命名不尽相同：日本将行政后勤类命名为辅助与管理部门，将临床支持类命名为中央诊疗部门；美国将临床支持类命名为中间医疗服务中心，将临床服务类命名为最终医疗服务中心；越南将行政后勤类命名为支持中心，将临床支持类命名为临床辅助中心；菲律宾将行政后勤类命名为间接费用成本中心，将临床支持类命名为中间医疗服务中心，将临床服务类命名为最终医疗服务中

心。各国临床服务类又细分为门诊和住院两类。与科室分类相比，科室归类各国差异更大。科室归类方式因各国医疗卫生系统差异而所有不同。但各国科室归类基本遵循两条原则：各个科室在医院中的功能定位以及病人是否从该科室出院。比如，康复科在日本被作为临床支持类，而在美国作为临床门诊类。

表2-1　科室分类和归类的国际经验

科室归类		日本	美国	越南	菲律宾
行政后勤类	名称	辅助与管理部门	行政后勤服务中心	支持中心	间接费用成本中心
	科室	诊疗支援类：医务科、用度科、信息科； 运营管理类：总务科、设施管理科、图书室	辅助类：洗涤室、病案科、医务科、中央灭菌室、影像管理科等； 管理类：医学图书室、看护管理室、理事长/院长办公室、人事科、经理科、总务科、企划室、信息科等	行政办、规划办、财务科及其他	行政办、护理部、人事科、维修科、清洁服务科、保卫科、信息中心、图书室、消毒供应中心、病案科、洗衣房、食堂及其他
临床支持类	名称	中央诊疗部门	中间医疗服务中心	临床辅助中心	中间医疗服务中心
	科室	手术室、检验科、放射科、康复科、药剂科、透析室、体检中心、营养科、社区医疗协作室等	麻醉科、手术室、放射诊断科、放射治疗科、输血室、病理诊断室、内窥镜室、药剂部、营养科等	药剂科、检验科、放射科、营养科、医院感染管理科、病理科及其他	药剂科、放射科、检验科、理疗科、ICU、新生儿重症监护室（NICU）、CCU、手术室及其他
临床服务类	名称	临床服务部门	最终医疗服务中心	临床服务中心	最终医疗服务中心
	科室	内科、精神科、神经内科、呼吸内科、消化内科、胃肠科、心内科、小儿科、外科、整形外科、美容外科、呼吸外科、心血管外科、小儿外科、泌尿外科、皮肤科、性病科、产科、妇科、眼科、耳鼻喉科、急诊科等39个专科门诊和住院单元	住院单元：内科、外科、产科、小儿科、冠心病监护病房（CCU）、ICU、急救科等； 门诊单元：内科、外科、小儿科、整形外科、皮肤科、泌尿科、眼科、耳鼻喉科、妇产科、脑外科、牙科、精神科、急诊科、康复科等	门诊单元：普通门诊（OPD）； 住院单元：ICU、内科、传染病科、儿科、外科、产科/妇科、手术室、耳鼻喉科、牙科、眼科及其他	门诊单元：内科专家门诊、外科专家门诊、儿科专家门诊、妇产科专家门诊、整形专科门诊、精神病专科门诊、日间照料中心及其他； 住院单元：内科、外科、儿科、妇产科、整形科、精神科及其他

②成本项目分类。

虽然各国家医院支出明细不尽相同，但可归纳为七个类别：人员经费、药品费、卫生材料费、基础设施费（水、电、气费等）、房屋折旧、医疗设备折旧、非医疗设备折旧(比如办公设备、家具、计算机、软件、空调、发电机、车辆等)、其他费用(比如差旅费、电话费、外包服务费、租赁费、办公用品费等)。上述分类完成后,还须进行三种形式的细分:第一,按成本可追溯性分为直接成本和间接成本。直接成本能够直接追踪并直接归到特定的科室,也叫科室个别成本,比如人员经费、药品费、医疗设备折旧等;间接成本是多个科室共同消耗的成本,也叫科室共同成本,比如基础设施费(水、电、气费等)、维修费等。第二,按成本性态分为固定成本和变动成本。一定时期和业务范围内,变动成本会随着收治病人数量变化而变化,而固定成本不受业务量变化影响。形式一与二进行交叉分类,形成四类成本群(cost groups):直接固定成本、直接变动成本、间接固定成本、间接变动成本。第三,按投入资源使用寿命分为经常性成本和资产成本,该分类在国际上最为常见。经常性成本包括人员经费、药品费、卫生材料费、基础设施费用、其他经常性费用,资产成本包括房屋折旧、医疗设备折旧、非医疗设备折旧。

表2-2 医院成本项目分类的国际经验

日本	美国	菲律宾	越南
材料费(药品费、诊疗材料费、医疗消耗工具器具费、供餐用材料费)、人员经费(工资、奖金、奖金资产减值损失、退休费、法定福利费)、委托费(检查费、供餐费、寝具费、医务费、清扫费、其他)、设备关系费(设备折旧、设备租赁费、地租、维修费、固定资产税、设备维修费、设备保险费、车辆折旧)、研究研修费(研究费、研修费)、经费(福利费、差旅费、被服费、话费、广告宣传费、会议费、水电气费、保险费、交际费、医业坏账损失、坏账准备、杂费等)	人员经费(基本工资、奖金、福利费等)、药品费、卫生材料费、固定资产折旧(房屋、设备、车辆)、其他费用(水电气费、差旅费、话费、食品供应费、维修费、清洗费、租赁费等)	人员经费(基本工资、奖金、福利费等)、药品费和卫生材料费、资产成本(房屋、设备、车辆、土地折旧等)、其他经常性成本(差旅费、培训费、水电气费、办公费、邮费、话费、食品供应费、维修费等)	资产成本(房屋、设备、车辆折旧)、人员经费、材料费(药品费和卫生材料费)、其他经常性成本(水电气费、差旅费、培训费、办公费、邮费、话费、维修费等)

(3)分配基准。

①分配基准选择方法。

国际上分配基准选择有三种判断标准:因果标准、便利标准、承受能力标准。因果标准最为科学,也得到国际广泛认同。在准确测量资源消耗量与实际收集数据能力之间进行权衡时,应以发生某一特定成本的主要成因(成本驱动因素)作为指导,分配基准应精确反映资源消耗与成本之间的因果关系。分配基准选择可能受国家制度、数据可得性、数据质量、成本核算工作目标和详细程度、医院会计制度、专家意见、高支出成本项目成本核算精确度的需求程度等因素影响。进行分配基准选择的科学性评估是确保医院科室成本核算结果准确性的必备工作,以下方法可以用来评估分配基准的科学性:利用备选分配基准进行敏感性分析、检查

分配统计数据与成本之间的相关性、通过自下而上的成本核算方法进行验证、通过咨询专家进行验证、与标准和治疗指南进行交叉检验。另外，若缺乏资源消耗数据或所获得数据准确性不高，咨询当地专家也可确定成本分配基准。

②间接成本的分配基准。

房屋面积、住院床日数、在职职工人数是间接成本分配的三个常用基准。比如，水电气费、维修费、房屋折旧等分配基准为房屋面积，病人食品费、清洁用品费等分配基准为住院床日数，办公用品、邮费、话费、差旅费等分配基准为在职职工人数。

③一级分摊和二级分摊的分配基准。

➢以日本为代表的矩阵式

从科室和成本项目两个维度分别设置分配基准是日本矩阵式方法的特点。就一级分摊而言，日本辅助与管理部门用到患者数占比、在职职工人数占比、房屋面积占比三个分配基准。其中，诊疗支援类的三个科室的分配基准全部设定为患者数占比；总务科和图书室除研究研修费外，所有成本类别为在职职工人数占比；设施管理科除研究研修费外，所有成本类别为房屋面积占比。

表2-3　日本矩阵式一级分摊的分配基准

成本类别	辅助与管理部门					
	诊疗支援类			运营管理类		
	医务科	用度科	信息科	总务科	设施管理科	图书室
人员经费	*a*	*a*	*a*	*b*	*c*	*b*
委托费	*a*	*a*	*a*	*b*	*c*	*b*
设备关系费	*a*	*a*	*a*	*b*	*c*	*b*
研究研修费	*a*	*a*	*a*	*a*	*a*	*a*
经费	*a*	*a*	*a*	*b*	*c*	*b*
间接成本分配	—	—	—	*b*	—	—

*注：1.*a*为患者数占比，*b*为在职职工人数占比，*c*为房屋面积占比。

2.设备关系费类似于我国的设备折旧和维修费。

日本二级分摊较一级分摊分配基准选择更为复杂。一是中央诊疗部门科室个数较辅助与管理部门科室个数增加。二是成本类别分配基准设置细分到成本项目，比如材料费细分为药品费、诊疗材料费、医疗消耗器具费三类基准。三是增加了分配基准类别。新增药品收入占比、在宅医疗收入占比、特定医保卫生材料收入占比、诊疗行为收入占比、等价系数等。等价系数是日本二级分摊的特色，日本从手术、检验、放射部门维度和人员经费、材料费维度设置了6类等价系数，各类等价系数计算方法各不相同。

表2-4　日本矩阵式二级分摊的分配基准

科目		中央诊疗部门								
		手术室	检验科	放射科	康复科	透析室	药剂科	营养科	社区医疗协作室	体检中心
材料费	药品费	a	a	a	a	a	a	—	b	—
	诊疗材料费	c	c	c	c	c	c	—	b	—
	医疗消耗器具费	c	c	c	c	c	c	—	b	—
人员经费		$d1$	$e1$	$f1$	g	g	g	g	b	b
委托费	检查	$d2$	$e2$	$f2$	h	h	h	h	h	h
	供餐	g	g	g	h	h	h	h	h	h
	清洁	g	g	g	h	h	h	h	h	h
	其他	g	g	g	h	h	h	h	h	h
设备关系费		h	h	h	h	h	h	h	h	h
研究研修费		g	g	g	h	h	h	h	h	h
经费		g	g	g	h	h	h	h	h	h
一级分摊		j	j	j	j	j	j	j	j	j

*注：a药品收入占比；b在宅医疗收入占比；c特定医保卫生材料收入占比；d手术类等价系数×执行频次（$d1$为人员经费等价系数，$d2$为材料费等价系数），e为检验类等价系数×执行频次（$e1$为人员经费等价系数，$e2$为材料费等价系数），f为放射类等价系数×执行频次（$f1$为人员经费等价系数，$f2$为材料费等价系数）；g为诊疗行为收入占比，h为患者数占比，j为在职职工人数占比。

➢以美国为代表的科室对象式

美国一级分摊和二级分摊的分配基准设置是以科室为对象的，即针对某一科室设置一个分配基准，不再单独对该科室所属的各项费用设置不同的分配基准。在职职工人数、出院人次数、房屋面积、住院床日数、护理人员数是美国行政后勤类科室进行一级分摊的常用分配基准。各最终成本中心实际资源消耗数量占比是美国中间医疗服务类科室二级分摊分配基准设置的首要参考因素，并将各中间医疗服务科室执行次数作为各最终成本中心实际资源消耗数量的代理指标，并作为二级分摊的优先分配基准；次优基准为各最终成本中心中间医疗服务的收入占比。

3. 医疗成本核算的国际经验借鉴

我国医疗成本核算基础性支撑作用尚未有效发挥，其关键制约因素在于我国

医疗成本核算方法学体系尚未形成，造成医院成本核算能力不足，成本核算应用层次低、应用范围窄，难以对供管双方提供循证依据。虽然发达国家医疗体系与我国存在较大差异，但发达国家医疗成本核算的方法学体系先进经验值得我国借鉴。

(1)医疗成本核算目的与对象。

①医疗成本核算目的

国际上医疗成本核算主要用于四个方面。第一，医院内部产出成本核算报表，为医院内部经营管理服务。第二，为国家或地区医疗服务价格制定提供参考信息。不同国家成本与价格关联机制不同。比如，英国将参考成本(Reference Costs，RC)作为区域定价的基础，澳大利亚将国家有效成本(National Efficient Cost，NEC)指数化转换成国家有效价格(National Efficient Price，NEP)。第三，提供医院内部不同核算单元以及国家或区域层面医院运营效率比较的基准，提高行业成本信息的透明度。第四，为国家病人分类系统发展提供参考信息。除上述外，部分国家还有其他用途，比如，丹麦用于评估民营医院的成本，英国用于学术研究，荷兰和葡萄牙用于经济评价。

表2-5　国际医疗成本核算目的举例

核算目的	丹麦	英国	法国	德国	意大利	荷兰	葡萄牙	加拿大	澳大利亚
服务医院内部经营决策	—	√	√	√	√	√	√	√	√
地方层面价格设置参考	—	√	—	—	√	√	—	√	√
国家层面价格设置参考	√	√	√	√	√	√	√	√	√
提供不同单位运行效率比较基准	—	√	√	√	√	√	—	√	√
为病人分类系统发展提供参考信息	—	√	√	√	—	—	—	√	√
其他目的	√	√	—	—	—	√	√	√	√

注："—"代表无此目的。

②医疗成本核算对象。

国际上医疗成本核算对象主要有：医疗服务项目(Service)、DRG、科室/专科(Department/Specialty)、病人(Patient)成本4类。国际经验显示，各国医疗成本核算对象选定首先由医院筹资模式和支付制度决定，并受制于医院成本基础数据收集能力。在实践中，还受下列因素的影响：医疗体制、所有权和税收减免、医院组织结构、医院服务范围、临床服务具体内容、医改环境、患者病例组合、临床路径等。由于筹资和支付制度的差异，欧美国家主要开展DRG、科室/专科、病人成本3

类成本核算;并随着信息技术发展,病人水平的成本基础数据获取成为现实,欧美国家越来越重视病人成本核算技术的开发和应用。西方国家针对上述3类成本对象颁发强制性(必须执行)或自愿性(可选择执行)的成本核算指南:德、荷和澳等颁发强制性的成本核算指南,强制要求医院进行DRG、科室/专科、病人成本核算;英国的医疗资源组(Healthcare Resource Groups,HRG)为强制性的,而科室/专科、病人成本核算为自愿性的;丹麦的DRG、病人成本核算为强制性的,而科室/专科成本核算为自愿性的;法国的科室/专科、病人成本核算为强制性的,而病人成本核算为自愿性的。

(2)医疗成本核算方法关键技术。

①医疗成本分类方法。

➢按照性态划分

成本按照性态一般可分为固定成本和变动成本。固定成本是指在一定时期、一定业务范围内,成本总额相对固定,不受业务量变化影响的成本项目。变动成本是指在一定时期、一定业务范围内,成本总额与业务量呈正比例变化的成本项目。人员经费中固定部分、固定资产折旧与无形资产摊销属于固定成本,人员经费中变动的部分、药品费、卫生材料费、基础设施费为变动成本。不同国家对成本性态分类不尽相同,比如加拿大分为固定成本和变动成本两类,英国则分为固定成本、半固定成本和变动成本3类。

➢按照投入资源使用寿命划分

成本按照投入资源使用寿命可分为经常性成本(recurrent costs)和资产性成本(capital costs)。该分类在国际上最为常见。经常性成本也称为运营成本,是指1个会计年度内完全消耗或工作寿命不足1年且定期更换的资源项目,包括人员经费、药品费、卫生材料费、基础设施费用、其他经常性费用。资产性成本是指供长期使用、工作寿命超过1个会计年度的资产性成本,包括房屋折旧、医疗设备折旧、非医疗设备折旧。资产性成本筹资渠道包括政府财政投入、社会捐赠、医院自筹、科研经费资助等。

➢按照计入成本对象划分

按照计入成本对象,成本可分为直接成本和间接成本(或中间费用成本)(overheads cost)。直接成本是指资源消耗与成本对象存在直接因果关系的各项费用。由于直接成本与成本对象存在明确的、可量化的因果关系,因此直接成本能够直接计入(或计算计入)成本对象。间接成本(或中间费用成本)是指与成本对象不存在明确因果关系而不能直接归集到成本对象的各项费用,需采用一定的原

则和分配基准分摊计入成本对象。直接成本和间接成本分类具体规则取决于成本对象，医疗服务项目、DRG、科室/专科、病人成本核算的直接成本和间接成本分类规则各不相同。同一成本对象各国直接成本和间接成本分类规则亦不同，以病人成本核算为例，英国分为直接成本、间接成本和中间费用成本3类，德国和加拿大分为直接成本和间接成本两类，澳大利亚则分为直接成本和中间费用成本两类。

②医疗成本基础数据收集方法。

按时间可将基础数据收集方法分为回顾性和前瞻性两种。在回顾性方法中，资源已经消耗，其目标是回顾性核算资源消耗的成本；在前瞻性方法中，资源尚未消耗，其目标是估算未来某一时间段内资源消耗的预估成本。由于数据已存在，回顾性方法较前瞻性方法实施较为容易，但数据可用性、质量和透明性方面的缺陷可能会影响成本核算结果的准确性和可靠性。前瞻性方法在计算资源消耗上更具控制力和更多灵活性，但实施要求可能更加苛刻，因此实施的范围和样本规模通常较小。

按基础数据获取方式可将基础收集方法分为观察者基准和参与者基准两种。观察者基准方法包括：时间和动作研究、访谈法，分析观察者评估量表、病历记录、单个医院的会计数据、手术室登记簿等。参与者基准方法包括分析自我报告调查问卷、自我报告作业日志、成本日志、患者流量等。国际上，通常从时间和基础数据获取方式两个维度，发展出四种医疗成本基础数据收集方法。医疗成本基础数据收集方法与医疗成本核算方法紧密相关，一般而言，自上而下的成本核算适用于回顾性方法，而自下而上的成本核算前瞻性和回顾性方法均适用。

表2-6　医疗成本基础数据收集方法概述

方法	观察者基准	参与者基准
回顾性方法	访谈法，分析观察者评估量表、病历记录、单个医院的会计数据、手术室登记簿	分析自我报告调查问卷（来自医院或患者）
前瞻性方法	时间和动作研究	分析自我报告作业日志、成本日志、患者流量

(3)医疗成本计算方法。

①方法概述。

国际上，医疗成本核算过程包括3个连续步骤：第一步是识别成本对象消耗资源的类别，第二步是测量成本对象消耗资源的数量，第三步是为成本对象消耗资源赋值。识别成本对象消耗资源的类别和测量成本对象消耗资源的数量有两种方法：宏观方法和微观方法，宏观方法的准确性低于微观方法。在宏观方法中，成本构成类别在总水平上（比如住院天数）被识别和测量；而在微观方法中，所有相关的成本构成类别在非常详细的水平上被识别和测量。微观方法须确定所有项目（人员工作时间、耗材、药品及其他成本项目类别）的资源消耗数量；宏观方法仅需确定一系列相对较大的项目（比如住院天数和门诊次数）的资源消耗数量，而不需要记录病人住院期间向病人提供服务清单及登记医生所花的时间。成本对象消耗资源赋值也有两种方法：自上而下法（Top-down costing）和自下而上法（Bottom-up costing），自上而下法单位成本核算结果准确性低于自下而上法。自上而下法和自下而上法最大差异在于单位成本形成路径不同。

国际上，从资源识别的准确性和单位成本计算的准确性两个维度衍生出四种具体的计算方法：自下而上微观成本核算法、自下而上宏观成本核算法、自上而下微观成本核算法、自上而下宏观成本核算法。通常将自下而上的微观成本核算法视为医疗成本核算的“金标准”，但该方法往往需要花费大量的人力和物力，尤其是医院信息系统能力不足时。在具体方法学中，作业成本法（activity-based costing，ABC）、时间驱动作业成本法（time-drive activity-based costing，TDABC）通常作为自下而上微观成本核算法的代表，成本费用转换法（Ratio of Cost to Charges，RCCs）、当量法（Relate Value Units，RVUs）通常作为自上而下微观成本核算法的代表。选择何种成本核算方法由筹资和支付制度、成本核算范围、成本对象选择、预期成本核算结果准确性和可行性等因素决定。在医疗成本核算实践中，国际上较少使用宏观方法，几乎均采用以微观方法为基础的自上而下或自下而上的混合方法。

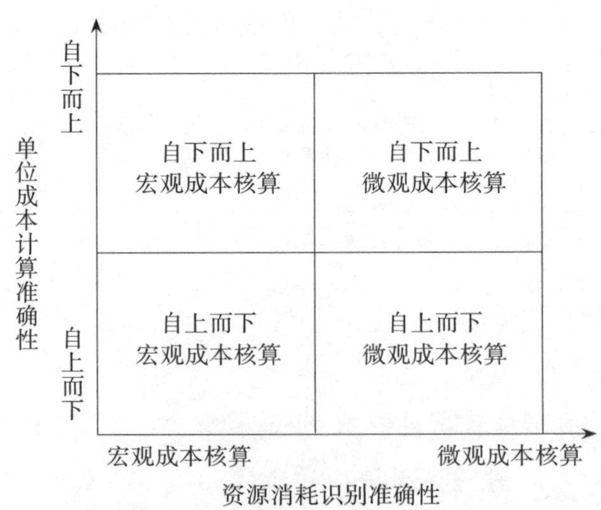

图2-2　医疗成本核算方法的国际经验

②自上而下和自下而上方法比较。

➢ 自上而下方法

■单位成本核算路径

第一步，核算医院消耗的各类资源的总成本，其可分为直接成本和间接成本。第二步，进行科室成本核算。各类资源总成本向下分配到各科室，直接成本归集到科室，间接成本分摊到科室。第三步，科室成本分摊。有两种模式：模式1以加、澳、德为代表。以加拿大为例，设置转换功能中心(transient functional centres, TFC)和吸收功能中心(absorbing functional centres, AFC)；只进行一级分摊，即TFC向AFC分摊。模式2以美、日为代表。以美国为例，设置行政后勤、临床支持、临床服务三类科室；进行一级和二级分摊。第四步，计算科室提供服务或收治患者的单位成本。医疗服务项目单位成本为一级分摊后的科室总成本除以该科室提供服务次数，医疗服务项目单位成本表示为每次检查、检验、手术等服务项目的平均成本。患者单位成本表示为每出院人次、每床日、每诊次的平均成本。

■核算关键技术

第一，直接和间接成本分类。以科室为成本核算对象进行直接成本和间接成本分类。不同国家分类规则有较大差异，总体来看与卫生体制、医院管理机制、筹资与支付制度等因素有关。第二，一级或二级分摊的方法学选择。有直接分配法、阶梯分配法(step-down method)、交互分配法(reciprocal allocation method)、联立方程法(simultaneous equation allocation method)四种方法。就国外来看，美、日选用阶梯分配法，澳选用交互分配法，加、英、德选用联立方程法。第三，间接成本分配及一级、二级分摊的基准选择。首先，分配基准判断标准的选择。国际上有三种判断标准：因果标准、便利标准、承受能力标准。澳、英、德、加均以因果标准作为分配基准的选择方法。其次，分配基准是单一基准还是复基准。澳、英、德、加等国均基于因果标准建立了各级分配基准标准库，表现出复基准的特征。再次，澳、英、德、加等国针对不同资源项目或科室建立两类基准：优先基准和替代基准。

➢ 自下而上方法

■单位成本核算路径

自下而上法与自上而下法核算路径完全相反，通过直接测量单个成本对象(服务/患者)资源消耗量，尽可能准确地核算成本对象的实际成本。其路径是由单个服务或患者的真实成本向上加总形成平均成本，即：第一步，需测量单个成本对象(服务/患者)资源消耗的真实情况，核算单个服务/患者的成本；第二步：测量相同服务或病种(组)的平均成本。就医疗服务项目而言，若该项目仅在某一科室开展，则该单个服务的真实成本即为该院该项目的平均成本；若该项目在该院的几个科室均有开展，则平均成本为该院同时执行该项目科室的加权成本。就患者而言，平均成本为该院收治该病种(组)病人的平均成本。

■核算关键技术

第一，单位成本核算以作业(activity)为基础。以作业流程为基础测量成本对象在每个作业环节的资源消耗量。医疗服务项目与病人、病种(组)作业环节属性不同：对医疗服务项目而言，作业环节是每项操作，比如手术项目的操作为“术前准备+手术执行+术后整理”；就病人、病种(组)而言，作业环节是基于临床路径的各临床支持和服务类科室的服务项目。第二，成本项目的单价和消费数量是直接成本归集的两个必备基准。以医务人员经费为例，医务人员单价是临床支持和服务类科室医务人员(医生、护士、医技)每分钟的人员经费，消费数量是病人在各临床支持和服务类科室消耗的分钟数；医务人员单价与病人消耗分钟数的乘积为病人的直接医务人员经费。第三，间接成本分摊方法学的选择。间接成本分摊有两条路径。一是先分摊到科室，科室再分摊到成本对象，分摊到科室仍沿用直接分配法、阶梯分配法、交互分配法、联立方程法。二是直接分摊到成本对象，分摊方法有加权统计法、床日分摊法和边际加成法(从最不准确到最不可行排序)。

■两种方法联用：医疗成本核算实践中的最佳路径

通过系统分析国外发达国家医疗成本核算指南，笔者发现一个普遍规律：各国均将自上而下和自下而上法联用作为医疗成本核算指南的推荐方法，而不是采用单一方法。国际上有关医疗成本核算实践的学术论文也表现出类似特征。各国自上而下和自下而上法联用路径有两种模式。模式1：能够直接分配到单个病人的直接成本项目，采用自下而上法直接分配到病人，比如医务人员经费、药品和卫生材料费；不能直接分配到单个病人的直接成本和间接成本项目采用自上而下方法分配到病人；以澳为代表。模式2：间接成本中心成本项目采用自上而下法分摊到直接成本中心，分摊后的直接成本中心的成本项目基于因果关系标准采用系列成本驱动因子(cost drivers)分配到病人；以加、英、德为代表。

(4)医疗成本核算质量监管方法。

在系统比较了英、丹、德、葡、荷医疗成本核算质量监管方法基础上，发现国外医疗成本核算质量监管方法具有以下特征。第一，负责实施机构性质的多元化。英国由卫生财务管理协会(Healthcare Financial Management Association，HFMA)负责，HFMA是独立的第三方非营利性行业协会；丹麦由国家卫生局和国家审计学会负责；德国由医院支付制度研究所(Institut für das Entgeltsystem im Krankenhaus，

inEK)负责，inEK由德国医院协会与医疗保险机构共同组建；葡萄牙由外部私立公司负责；荷兰由荷兰卫生局和医保局负责。第二，医疗成本核算质量监管会借助评价工具。比如，英国借助重要性和质量评分系统(Materiality and Quality Score，MAQS)，丹麦开发了内部质量评级系统，荷兰借助成本核算软件(Tragi)。第三，医院外部评价和医院自评相结合。比如英、葡、荷。第四，医疗成本核算质量监管内容的多元化。比如，对遵守医疗成本核算指南情况进行对照审查、执行医院内部各单元成本比率逻辑审查、对遵守病人分类码情况进行对照审查等。

表2-7　医疗成本核算质量审查方法的国际经验

国家	实施机构		具体举措
	名称	性质	
英国	HFMA	行业学会	1.开发了MAQS，用于医院成本核算质量的自我评估；2.医院董事会必须就其成本核算过程的质量签署保证协议；3.开发的年度成本核算数据模板里面包含了验证性审计，比如年度会计账户核对
丹麦	国家卫生局、国家审计协会	政府机构、行业学会	1.开发了内部质量评级系统用来评估每家医院成本核算质量，特别关注那些提供过高成本数据和过低成本数据的医院；2.国家审计协会负责对内部质量评价系统进行合规审查，确保评价结果准确性
德国	inEK	研究所	1.审查每家医院遵守医疗成本核算指南的情况。2.成本核算结果质量监管包括三个步骤：一是对医院内部每个成本单元最低和最高成本进行经济审查，以及对各单元之间的成本比率进行经济审查；二是对医院遵守G-DRG分类码(ICD-10-GM、OPS)的情况进行审查；三是对医院每项数据合理性进行审查，比如，每个髋关节置换病例的成本必须真实反映髋关节假体的材料成本
葡萄牙	—	私立公司	1.审查每家医院遵守医疗成本核算指南的情况；2.根据中央卫生管理局要求每年对成本核算某一主题进行审计；3.医院被强制要求对医院成本核算质量进行自我评估
荷兰	荷兰卫生局、医保局	政府机构	1.荷兰卫生局每年从全国医院中抽取一组样本医院，该组样本医院向荷兰卫生局提交单位成本数据，单位成本数据审核工作由荷兰医保局负责完成；2.医院被强制要求对医院成本核算质量进行自我评估；3.全国所有医院采用相同的成本核算软件(Tragi)，软件中内置成本核算质量审查模块

（二）定价

1.定价依据：合理成本或真实成本

成本是医疗服务定价的基础和依据。目前重庆市乃至全国医疗服务定价最核心的问题是定价是基于真实成本还是合理成本。该问题又包含两个子问题。一是合理成本作为目前医疗服务价格制定的基础，面临合理成本的内涵难以界定和成本基础考虑不全两大问题。首先，合理成本的内涵如何界定，合不合理谁说了算？其次，合理成本的计算基础为历史费用数据。众所周知，我国医疗服务事业性质为政府实行一定福利政策的社会公益事业，价格要受政府行政管制。在政府管制下，要素价格并非市场价格，也不是市场竞争的结果，其结果是医疗服务项目成本被严重低估，以低估的医疗服务项目成本作为定价基础，必然导致价格与价值成本的偏离。二是若以真实成本作为医疗服务定价的基础和依据，面临缺乏政策工具支撑的问题，即真实成本如何核算和医院成本基础数据从何而来；其次是面临如何认定人力成本，即医务人员价值几何的问题。

2. 定价方法：成本导向定价数学模型如何实现真实成本向合理价格转换

医疗服务价格是衡量医疗服务价值的标尺，采取合适的定价方法才能制定合理的价格，发挥标尺的丈量作用。在未受政府管制的市场中，商品或服务的价格形成于买卖双方在市场竞争中的自主谈判；在受政府管制的市场中，难点在于如何合理定价。医疗服务定价方法可分为四类：成本导向定价法、需求导向定价法、竞争导向法定价和拉姆齐定价法。其中，成本导向定价法最为广泛使用。成本导向定价法又可分为成本加成定价法、目标利润定价法和保本定价法。不同的定价方法为制定医疗服务价格提供方法基础，各种方法有其适用范围和优劣势。我国医疗服务价格改革要求以成本和收入结构为基础，其内在本质要求以成本导向定价法作为主要定价法。由于医疗服务是一种消费无排他性但有竞争性的准公共产品，影响医疗服务价格动态调整的参考因素众多，包括医疗服务成本、价格政策、财政补贴、以居民承受力为代表的外部社会经济因素等。如何科学设计成本导向定价数学模型，以实现真实成本向合理价格转换，成为当前亟待研究的重要课题。

3. 调价主体：政府定价专业性和责权对等问题

我国医疗服务价格制定和调整主体是政府部门，具体而言：国家价格和卫生等主管部门制定医疗服务价格项目和定价依据，省级或地级市价格和卫生部门确定其辖区内医疗卫生项目基准价格及变动幅度。以下问题亟待破题。第一，政府定价的专业性如何保证。政府天生对成本要素变化缺乏敏感性，是否要引入或借助第三方专业机构作为定价和调价的技术支持。第二，政府定价成本监审范围如何确定。比如，人员档案工资是否计入人员经费？政府财政投入形成的固定资产折旧和无形资产是否计入项目成本？第三，政府定价责权如何对等，即政府定价形成的政策性亏损如何有效补偿。政府定价以医疗服务真实成本为基础，兼顾各方利益，引入外部价格参考因素，形成合理价格。真实成本与合理价格的缺口将会导致公立医院出现价格规制的政策性亏损，该亏损政府如何有效补偿？第四，如何形成多方利益主体的参与机制。一是政府内部各部门协同机制如何建立，如

何建立集成各部门数据的价格调整监测信息系统。单个部门数据基础相对薄弱，在完整性和连续性上存在很大问题，调价测算、评估、监测等很难精确开展。二是除政府以外的外部利益主体以何种方式和途径参与定价。新成立的国家医保局，集定价与制定支付政策的权力于一体，相信在破解“九龙治水”的定价难题基础上，能找到使政府目标达成、百姓受益、医院发展的中国式办法。

4.调价程序：如何形成价格调整的PDCA循环

从国外发达国家调价流程来看，医疗服务价格动态调整主要包括：调整空间及原则——P(确定调整总额、重点原则等)、调整标准及方案——D(项目筛选及调整幅度等)、调整管理及实施——C(预算影响、召开听证会、风险评估、模拟运算、发布实施)、调整监测与评估——A(数据监测、效果评估、结果反馈)。

5.调价空间：如何形成分步挂钩机制

医疗服务价格调整空间包括确定调整总额、调整项目及各项目调整幅度三要素。国外大部分国家医疗服务价格调整空间主要参考社会经济发展情况、卫生总费用结构、医院收支结构等内外部因素，再根据医疗服务比价研究及成本核算结果，综合匡算可调价总额及各服务项目板块的总额。在兼顾多方利益主体框架下，如何形成分步挂钩机制仍有待进一步研究。在第一阶段，医疗服务价格调整目的主要在于弥补取消药品加成后政策性亏损造成的医院收入缺口；但在关键的第二阶段(以优化医疗服务项目价格结构为主)、第三阶段(以强化医务人员的技术劳务价值为主)，医疗服务项目价格结构的优化和医务人员的技术劳务价值的强化调整是依靠医药改革挤出药品和耗材水分，还是靠政府投入？内部平移和项目调整幅度有无方法学体系？

6.调价周期：定期或不定期、常态化或无序化

因我国发展市场经济时间不长，较多城市或地区医疗服务价格调整的特点是：周期较长且在一定程度上存在一定的无序化。较多城市或地区医疗服务价格的调整与物价水平、医疗服务技术与内容等的发展变化联动不紧密，即使其间人力资本、医疗技术与设备及其他医疗服务投入要素的价格都发生了变化，医疗服务价格仍保持不变或者仅仅做小范围的补充修订。纵观国外发达国家，医疗服务价格定期调整已是常态。我国较多城市或地区面临如何科学设定定期、常态化调整周期，如何细化调整周期内各时间节点具体事项等具体问题。

7.价值医疗及其与定价的关系

价值医疗概念源自美国，于2006年由迈克尔·波特提出，后被奥巴马新医改应用。其基本理念是追求高性价比的医疗服务，疗效与成本的比值越大，价值越大，

即以同样或较低的成本取得医疗质量的最优化或医疗效果的最大化。该理念基于3个基本原则：(1)为患者创造价值；(2)综合医疗状况和全流程的医疗实践情况；(3)评估医疗效果和测算费用。医疗质量是价值医疗的核心，包括医疗服务可及性(医疗可获得性、等待时间、服务能力等)，健康结果(临床结果、活动能力、生产能力等)、满意度或患者体验[病人满意度或就医体验、医护人员满意度和支付方(这里主要指医保机构)满意度等]3个方面。医疗成本是关键，其包括总体的医疗服务成本(包括全过程成本)和医疗服务提供的数量两个方面。价值医疗的内涵包括以下三个方面：一是价值应围绕患者来定义，并决定着卫生系统中各方受益程度；二是价值取决于产出，而不是投入和过程，其通过健康结果来反映，而不是靠服务提供的数量和过程来反映；三是价值包含着效率，单纯降低成本而不考虑健康产出，是虚假的“节约”，会影响服务的有效性。卫生技术评估是实现价值医疗的重要工具，实施以人为本的一体化服务模式是实现价值医疗的重要路径，信息化、标杆分析、支付制度、组织是实现价值医疗的4个关键因素。

2016年，世界银行集团、世界卫生组织与我国财政部、国家卫生和计划生育委员会、人力资源和社会保障部联合研究报告《深化中国医药卫生体制改革，建设基于价值的优质服务提供体系》正式提出“建立基于价值的优质服务提供体系”，标志着价值医疗正式纳入我国医疗卫生体系的设计中。但中国价值导向型医疗的成熟度落后于发达国家，中国在建立价值导向型医疗体系的关键驱动要素上面临诸多挑战：在信息学和数据上，面临缺乏指标标准、患者登记数据不全、数据透明度低等问题；在对标、研究和工具上，面临各个医院数据分散、基于患者登记数据的研究有限等问题；在医疗支付上，面临主要按服务项目付费等问题；在医疗服务机构上，面临缺乏真正的以患者为中心的服务机构、未充分使用基础机构、缺乏医疗的纵向和横向整合等问题。

中国价值医疗实现跨越式发展的关键在于政府。政府方面要不断推进医疗体系向价值导向型医疗转型，成为转型背后强有力的推动者与护航者。政府应当持续加强患者疗效登记管理，设置合理的激励措施来调动医院及其员工的积极性。同时出台病患数据使用的规范性政策法规，为后续的分析研究提供方向和框架。在条件合适的城市还可以开展价值导向型医疗和支付试点，积极探索未来的发展方向与路径。

目前，价值医疗与医疗定价关联规律可简述为按价值付费。按价值付费是通过质量评价体系和奖惩机制来激励医疗服务提供者提高医疗质量、改善患者就医

体验、减少不必要医疗费用的一种新型支付方式。价值付费起源于美国，作为一种补充支付方式纳入了奥巴马新医改，即《患者保护和平价医疗法案》（*the Patient Protection and Affordable Care Act*，ACA）。随着ACA的实施，按价值付费项目得到逐步实施和推广。2013年，美国Medicare对提供急性住院服务的医院实行“以价值为本的医疗服务购买项目（Hospital Value-Based Purchasing Program，HVBP）”。筹资与支付模式、医疗质量评价体系、绩效得分评价方法是美国以价值为本的医疗服务购买项目的3个核心工具。总之，按价值付费不是一个独立的支付系统，其内涵在于通过质量评价体系和奖惩机制，规制和激励医疗服务提供者行为，提高医疗质量、改善患者就医体验、减少不必要的医疗费用，这正好与医疗保险支付方的价值目标不谋而合。

（三）支付

“三医联动”的目的是完善医疗卫生体制的整体性、系统性和协调性。医疗卫生体制如何组织医疗服务提供方、支付方和监管方之间的联动，达到促进国民健康的目的，是非常重要的课题。卫生筹资是保障国民健康公平可及的关键，适宜的支付方式可以激励供给方的积极性，共同控制医疗费用，保障医疗质量安全。供给方改革突出以人为本的整合型医疗服务体系建设，旨在发挥初级卫生保健和全科医生“守门人”的作用，做到防治结合、上下联动、关口前移、重心下沉，促进医疗资源在社区和医院之间的合理配置，提高医疗服务效率。规制监管是实现政府目标和保障公民健康权益的重要工具，可确保供给方提供产品和服务的质量安全和绩效，矫正市场失灵问题，维护医护关系，其也是监督和促进“三医联动”的有力工具。而支付制度是实现“三医联动”的新切入点，其目标在于理顺服务购买与供方支付的激励机制。关键机制是建立以点值体系为基础的医保与物价收付费一体化机制。建立总额支付地区预算分配体系还需在地区内部建立竞争机制。英国、美国、德国、日本等国家建立了全口径的总额支付制度，并且在全口径基础上建立了点值（相对权重）体系的医保与物价收付费一体化机制。美国RBRVS体系点值由医师工作量相对值、执业成本相对值、医疗风险相对值三类构成，通过货币转换因子实现价格与医保支付一体化。日本DPC（疾病诊断分组）定额付费标准主要参考各DPC患者的平均住院医疗费点数，平均住院医疗费点数为各医疗服务项目点数的总和，医疗服务项目点数是依据比价关系分别赋予医疗服务项目一定的数值，以区分不同医疗服务复杂程度的一个相对数值。德国估价委员会使用点数对医疗服务项目成本比重赋予价值，以衡量医务人员的劳务价值、办公花费等，通过点数价值实现价格与医保支付一体化。澳大利亚以不同服务类别成本权重系数指数化后形成价格权重系数,实现价格与医保支付一体化。上述国家经验显示,建立以点值体系为基础的医保与物价收付费一体化机制是实现地区内部有序竞争的有效手段。镇江、广东等地区探索实施的病种分值付费模式,其实质为以点值(相对权重)为基础的病种付费模式,但与上述机制存在较大差异:一是以历史费用为基准设计点值体系,没有突破我国"自收自支"体系下"人耗低、物价补"的扭曲激励框架。二是总额预算为非全口径,仅在医保基金内部针对住院费用进行设计。从预算标的范围来看,总额预算标的可分为医保基金支付费用总额、医保范围内支付总额、包括自付费用在内的全口径总额。三是我国医保支付尚未实现医保与物价收付费一体化。因此,在医保支付制度从后付制向预付制变革的大背景下,政府部门应探索总额预算制度下基于点值体系的医保与物价收付费一体化机制,重点关注支付制度点值(相对权重)体系向DRG支付的转变机制。

(四)补偿

公立医院财政补偿机制缺乏量化机制,财政投入水平依同级政府财政能力和对卫生领域的重视程度而定。缺乏财政补偿量化机制的结果是:公立医院固定资产折旧、无形资产摊销、人员经费成本分摊来源不尽相同。由于固定资产折旧、无形资产摊销、人员经费成本分摊占公立医院业务支出比重较大,政府财政分摊成本的差异将造成区域内部医院之间、医院内部科室之间薪酬分配的不公;而这种不公平往往加剧了"人价高、点值高"与"结余多、绩效多"的非对称性问题。重庆市医院成本管理研究中心在点值形成机制中融入"成本三分类"原则,切割人力成本、运行成本、基建设备成本对应收入来源,以成本来源属性差异分别核算人力成本、运行成本、基建设备成本的权重占比,用于修正价格成本比。

(五)薪酬

在宏观上,公立医院薪酬制度薪酬水平同公立医院人力成本占业务经常性支出的比重密切相关;在微观上,薪酬水平同医疗服务项目人力成本占比密切相关。第一,公立医院薪酬水平的提升必然导致医疗服务价格人力成本占比的提升。习近平总书记在2016年全国卫生与健康大会上提出的"两个允许"以及2017年人社部等四部委联合印发的《关于开展公立医院薪酬制度改革试点工作的指导意见》强调体现行业特点、体现知识价值、落实公立医院分配自主权的改革,会强化公立医院薪酬水平的提升。第二,薪酬水平是医疗服务价格动态调整实现医生正向激

励的途径，有利于减少“过诊过治”；减少“过诊过治”反过来驱动医疗服务价格动态调整。第三，薪酬水平动态调整是价格动态调整的基础。在医务人员技术劳务价值评价体系基础上形成的医疗服务项目比价关系（项目点值）是固定的，医疗服务项目人耗占比同公立医院薪酬总额联动，即公立医院薪酬总额除以项目点值即为项目的人力成本。

二、对“五对接”问题的认识

（一）与项目的真实成本对接

重庆市医院成本管理研究中心将真实项目成本融入点值评估中，初期目标旨在解决以下两个非对称性问题。第一，中国医疗体系和美国医疗体系的非对称性。一是宏观上的医疗体制差异，包括卫生总费用规模与结构差异、医生薪酬与人力成本差异、医生人力技术价值对医院收入贡献差异。二是中国封闭式和美国开放式医疗服务体系的非对称性。在我国封闭式医疗服务体系中，缺乏医师费和医院费概念，医务人员的薪酬分配当属医院内部管理范畴。医保部门通过打包整体付费给医院，医院经过医院-科室-个人等多层级内部分配环节，将费用分解给医院和医生。美国为开放式医疗服务体系，医师费和医院费分开核算。在医院执业的医生从所执业的医院按照医生工作量点数获取医师费，美国独立执业的医师借用医院的设备、场地、及护理人员，然后向医院支付一定的医院费用。三是医疗服务价格形成机制差异。美国医疗服务价格形成机制可概述为：基于真实成本核算的市场定价机制，其特征可总结为“真实成本、市场定价、合理价格”。我国医疗服务价格形成机制可概述为：基于历史数据测算的政府定价机制，其特征可总结为“合理成本、政府定价、合理价格”。第二，点值法体系与医院内部绩效分配体系的非对称性。主要体现为以下非对称关系：一是“人价高、点值高”与“结余多、绩效多”的非对称性。二是“自收自支、结余分成”预算体系与“总额支付、超支不补、结余留用”支付体系的非对称性。三是点值法宏观性与绩效分配微观性的非对称性。

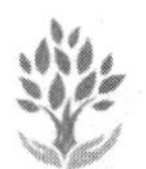

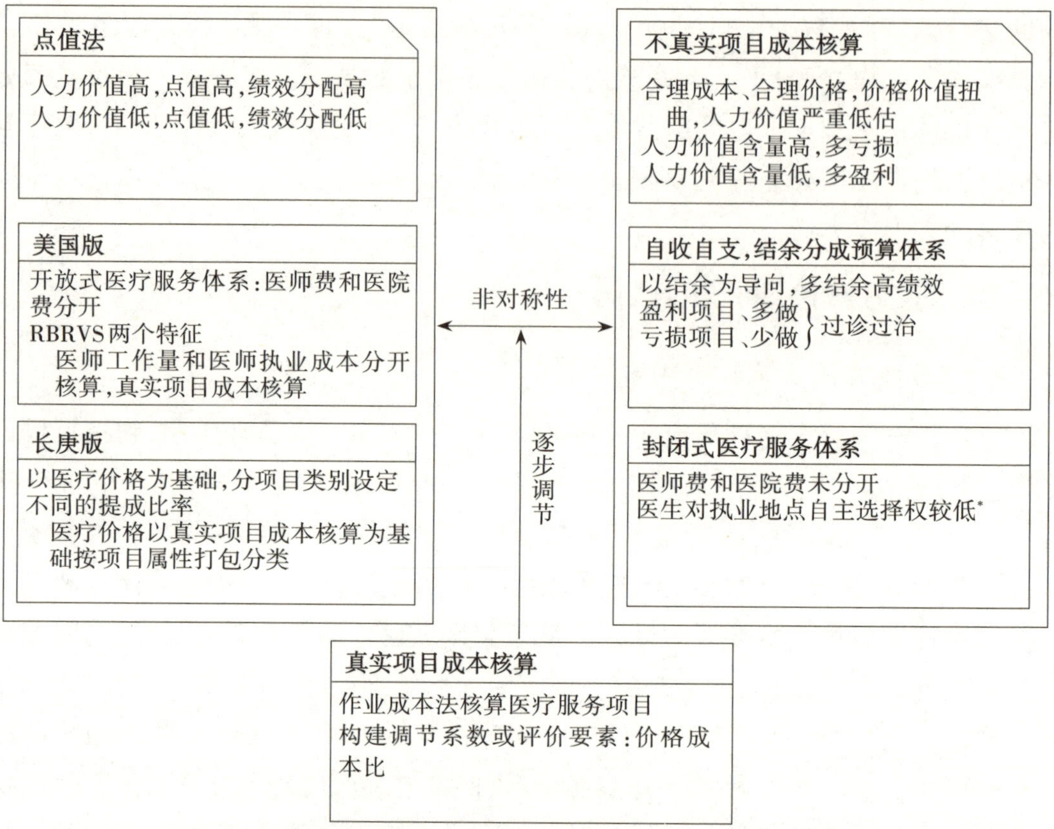

点值法

人力价值高，点值高，绩效分配高
人力价值低，点值低，绩效分配低

美国版

开放式医疗服务体系：医师费和医院费分开
RBRVS两个特征
医师工作量和医师执业成本分开核算，真实项目成本核算

长庚版

以医疗价格为基础，分项目类别设定不同的提成比率
医疗价格以真实项目成本核算为基础按项目属性打包分类

非对称性

逐步调节

不真实项目成本核算

合理成本、合理价格，价格价值扭曲，人力价值严重低估
人力价值含量高，多亏损
人力价值含量低，多盈利

自收自支，结余分成预算体系

以结余为导向，多结余高绩效
盈利项目、多做 }
亏损项目、少做 } 过诊过治

封闭式医疗服务体系

医师费和医院费未分开
医生对执业地点自主选择权较低*

真实项目成本核算

作业成本法核算医疗服务项目
构建调节系数或评价要素：价格成本比

图2-3 重庆市医院成本管理研究中心点值法融入真实项目成本核算拟解决的问题

与真实医疗服务项目成本对接旨在解决RBRVS体系与医院内部绩效分配体系的非对称性问题。重庆市医院成本管理研究中心设计了两条对接机制：一是采用作业成本法核算了2000项左右真实医疗服务项目成本，并计算价格成本比。核算结果显示：73%医疗服务项目亏损、27%盈利，即73%项目价格成本比小于1，27%项目价格成本比大于1。二是将价格成本比作为“人价高、点值高”与“结余多、绩效多”的非对称性的调节因子。基本思路是：点值用于评价某一个项目人力价值含量的高低，而价格成本比用于衡量某一项目对科室结余的贡献度。具体设计了两种路径。一是价格成本比作为点值的调节系数。点值越大，人力价值含量越高；但人力价值含量越高，该项目对科室收支结余的贡献度可能较低。因此，利用价格成本比作为人力价值和收支结余之间非对称关系的调节器。二是价格成本比作为人力价值评估的一个要素，对人力价值和收支结余之间非对称关系进行调节。

*“自主选者权较低”相比“自主选者权较少”，更能代表作者理念，故仍采取了此说法。

（二）与当地医疗服务项目的价格对接

与医疗服务物价对接包括要素体系对接与评分办法对接两类。第一，要素体系对接具体指创新指标体系支撑要素与CCHI评价要素的衔接，包括操作时间对接CCHI的基本人力消耗及耗时，技术水平要求对接CCHI的技术难度要素所属的操作者技术水平要求，技术风险对接CCHI的技术难度所属的复杂程度、技术投入程度，工作难度对接CCHI的风险程度（患者发生并发症概率及产生不良后果严重程度）；工作强度为CCHI基础上的扩展，包括脑力强度和体力强度。第二，评分办法对接坚持了CCHI采取的专家评价法及百分制基数评分法。同时，重庆市医院成本管理研究中心研究创新指标体系内涵的人力技术价值评估体系和医疗服务项目成本核算体系，为动态调整医疗服务价格提供了切入机制。

（三）与“健康中国”战略及薪酬制度改革对接

1.与“健康中国”战略对接

我国部分省份提出“公立医院人力成本支出占业务支出比例达40%以上”的量化要求：

■广东省：2017年3月，广东省人民政府印发《广东省深化医药卫生体制综合改革实施方案》，提出力争到2018年，人员经费支出占业务支出比例达到40%以上。基层医疗卫生机构绩效工资制度实行“两自主一倾斜”，即自主调整基础性和奖励性绩效工资比例，自主从单位上年度收支结余部分中提取不低于60%用于增发奖励性绩效工资，不纳入绩效工资总量；奖励性绩效工资重点向临床一线、关键岗位、业务骨干和做出突出贡献的人员倾斜。

■江苏省：2015年1月，江苏省委、省政府出台《关于深化医药卫生体制改革 建设现代医疗卫生体系的意见》，提出适当放宽对人才密集的医疗卫生机构绩效工资总额的控制，力争2017年人员经费支出占业务支出比例达到40%。

■安徽省：2015年7月，安徽省人力资源和社会保障厅、安徽省医改办、安徽省机构编制委员会办公室 、安徽省财政厅、安徽省卫生和计划生育委员会联合印发《关于完善公立医院人事薪酬制度的实施意见》，提出合理确定医院工资总额。以2014年各公立医院人员经费支出占总支出实际比例为基数，稳步提高医务人员收入水平，具体提高幅度由各级公立医院管理委员会结合对各公立医院的综合绩效考核情况统筹确定，力争到2017年人员经费支出占业务支出比例达到40%。

■江西省：2014年7月，江西省政府办公厅印发《关于加快推进县级公立医院综合改革的实施意见》，提出推进县级公立医院全面实施岗位绩效工资制度，到2015

年，县级公立医院人员经费支出占业务支出的比例原则上不低于40%，奖励性绩效工资比重一般不低于60%。在核定工资总额的基础上，允许县级公立医院通过优质医疗服务获得合理医疗收入，其收支差额部分的50%用于医院事业发展，50%作为奖励性绩效工资增量考核发放，不纳入绩效工资总量。

重庆市医院成本管理研究中心创新版点值法对接人力成本具体方法有两个要件：一是创建一个接口（工作量+点值），二是诱导收入结构变化，逐步引导向人力价值高的项目转变。即人力技术价值收入和人力成本差距有一个系数来调整，其核心问题是如何倒逼人力成本达到40%以及收入结构的转变。

公立医院成本核算体系和人力技术价值评估体系（以下简称“双体系”）的不健全是制约形成有效推进路径最主要的因素，既有研究尚未实现公立医院成本核算体系和人力技术价值评估体系有机衔接，难以提供推进路径有效切入机制。“双体系”是医疗服务价格动态调整的核心支撑体系。在有效衔接核心支撑体系基础上，重点研究推进路径的制约机制（具体包括“自收自支”体系、人力价值低估、“人价低、物耗补”、“过诊过治”等因素）和推进路径的技术指引（具体包括全国医疗服务价格项目规范工作手册中的人力耗时、技术难度、技术风险等要素），设计推进路径有效切入机制。项目成本分解为物耗成本和人力成本，人力价值评估内容包括人力价值点数和执业成本点数两方面。在当前的现实条件约束下，项目人力成本和项目人力价值点数存在一定差距，这种差距随着薪酬制度改革不断变化。该差距即为动态调整的切入路径。

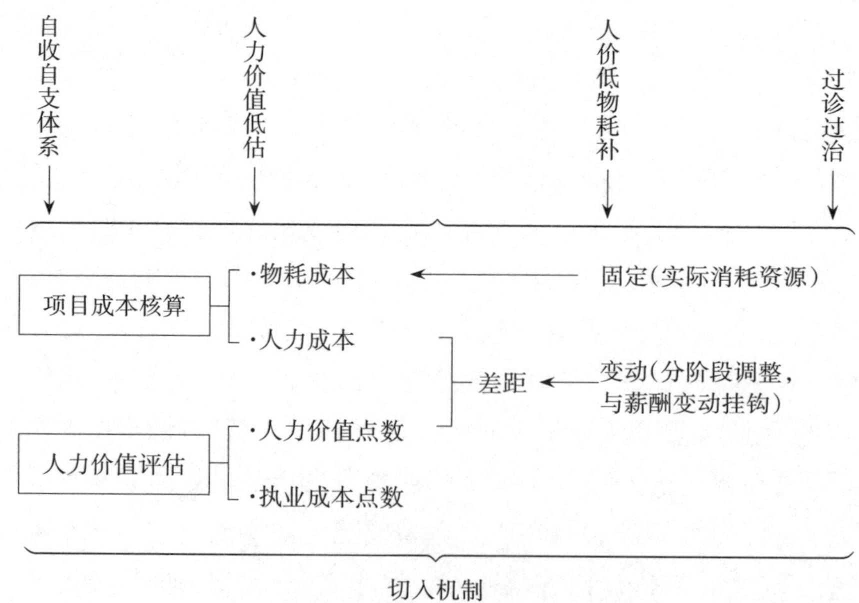

图2-4　点值法与人力成本对接微观机制

2. 与国家卫健委最新薪酬制度改革要求及行动计划对接

体现行业特点、体现知识价值、落实公立医院分配自主权是我国公立医院薪酬制度改革的三个内在要求，要达到这些要求需摸清医务人员技术劳务付出与收入水平的匹配量化规则，而医生价值回归是公立医院薪酬制度改革面临的首要问题。建立医务人员技术价值评估体系是促进价值回归的有效工具，但目前国内缺乏公立医院医务人员劳务技术价值评估技术体系。重庆市医院成本管理研究中心构建的创新指标体系，其实质是一套科学的、合理的、符合中国国情的医务人员人力价值评估体系，并在此基础上构建科室内部医疗服务项目医师劳务价值相对值表，可作为评价医师劳务价值的量化依据。人员经费支出占公立医院业务支出的比例达到合理水平成为薪酬制度改革的硬性要求，广东、四川、安徽、陕西等地区提出40%的刚性目标。现实困境是：人力成本支出远远高于医务人员技术性劳务收入，且在朝向40%的刚性目标推进过程中两者的差距会越来越大。因此，公立医院应思考，如何同时实现引导医师诊疗行为向高价值服务转变与优化收支结构的双元目标。重庆市医院成本管理研究中心构建的创新指标体系，重要创新在于建立了人力成本与人力技术价值差距的调节机制。人力技术价值评估形成的点值保障了医疗服务项目之间人力技术价值比价关系的固定，而随着人力成本的不断上升，只需对应调整点单价。

（四）与公立医院绩效考核指标及国家规范对接

2019年1月，国务院办公厅印发《关于加强三级公立医院绩效考核工作的意见》（国办发〔2019〕4号），明确提出“通过绩效考核，推动三级公立医院在发展方式上由规模扩张型转向质量效益型，在管理模式上由粗放的行政化管理转向全方位的绩效管理，促进收入分配更科学、更公平，实现效率提高和质量提升，促进公立医院综合改革政策落地见效”的具体工作目标。2019年11月，国家卫生健康委办公厅、国家中医药管理局办公室印发《关于加强二级公立医院绩效考核工作的通知》，明确提出“以绩效考核为抓手，坚持公益性，调动积极性，引导二级公立医院落实功能定位，持续提升医疗服务能力和科学管理水平”的具体工作目标。一方面，在健全以公益性为导向的公立医院考核评价机制的过程中，价值评估过程充分考量有利于促进国家相关指标要求的实现。另一方面，确保评价体系的构架科学规范合理，具备全国推广应用的基础。

以三级公立医院为例，从医疗质量、运营效率、持续发展、满意度评价等四个方面对三级公立医院绩效考核设置了55个指标，其中与公立医院经济运行直接相关的指标有15个:门诊收入占医疗收入比例、门诊收入中来自医保基金的比例、住院收入占医疗收入比例、住院收入中来自医保基金的比例、医疗服务收入(不含药品、耗材、检查检验收入)占医疗收入比例、辅助用药收入占比、人员支出占业务支出比重、万元收入能耗支出、收支结余、资产负债率、医疗收入增幅、门诊次均费用增幅、门诊次均药品费用增幅、住院次均费用增幅、住院次均药品费用增幅。未来公立医院经济运行分析可对照三级公立医院绩效考核内容:一是将考核结果与财政补助、医保支付、绩效工资总量、院长薪酬等挂钩,建立医院经济运行激励机制;二是基于三级公立医院绩效考核结果,建立医疗质量与成本支撑的逻辑规则,逐步推动公立医院管理由粗放式管理向内涵精细化管理转变。

(五)与未来的DRG支付制度的实施对接

支付制度从按项目付费逐步转向以DRG付费为主将彻底颠覆公立医院内部绩效分配制度,但可以预计在一定时间内公立医院内部绩效分配仍会受到“自收自支、结余分成”预算框架的约束。同时,以历史费用为基础形成的DRG收付费标准也将考验公立医院内部绩效分配逻辑,即如何实现“人价高、点值高”与“结余多、绩效多”一体化机制?为实现上述一体化目标,重庆市医院成本管理研究中心设计了两个机制。第一,做大结余机制。一是以价值医疗为导向,优先选择价值成本比高的医疗服务项目入组。二是提升科室内部DRG组数和CMI(Case Mix Index,病例组合指数)。第二,微观薪酬和宏观支付一体化机制。医院内部人为将医保支付标准分解为医师费点值和执业成本点值,建立基于BSC+RBRVS+PDCA组合工具的面向DRG的个人绩效分配模式。第三,DRG形成的CMI反过来作为各科室RBRVS技术难度评价的依据。

三、对新形势下“健三角”的认识

(一)“健三角”内涵

现代健康医疗服务供给体系由医生、医院、医保三大部分构成,因此,医生、医院、医保三者统称医疗服务供给体系的“健三角”。“健三角”三者之间既互相独立、制衡,又互相依存、合作。“健三角”背后有两点与定价紧密相关,一是政府和市场边界界定,二是价格动态调整对医院、医生和医保三者的作用机制。

1. 医生

医生是一个难度很高的职业,需要长时间的、不间断的在校教育和在职训练。在美国做一名医生一般要经历四年大学本科,四年医学院,再加上毕业后数年的

住院医生规范训练。在中国一些顶尖的医学院校，其学制也逐步由五年六年延到七年甚至八年，毕业后继续教育也逐步走向正规。在美国，医生享有高度的独立性和社会地位。这其中的原因除了医生收入水平比较高之外，还有一个很重要的原因——其大多数医生都是以个人或集团的形式执业，是独立于医院和医保公司之外的。医生和医院之间是伙伴关系，而非雇佣隶属关系。医生和医保之间也是伙伴关系。医生的诊治行为是由医保机构直接支付费用的，而不是医院。中国目前推行的医生集团和多点执业，虽然理论上为医生松了绑，并且鼓励医生走出体制，但要改变目前中国“医生是医院的医生”这一大环境，要真正让医生职业走向独立，就必须要改变医保给付机制，将医院和医生的服务分开定价和给付。

2. 医院

医院是什么？简单说，医院是场地、设备、器械、人力等资源的聚集地，是为各科医生治病救人而打造的现代化、综合性、多功能平台。医院是服务医生和患者的平台。医院的建设和管理，不应求大求全求豪华，而应以病人的治疗效果和舒适方便为中心。医院应以服务住院病人为主，尤其是疑难重症病人。慢性病管理、一般门诊、常规诊疗等，应该尽量在院外进行。中国的药房已经逐步走出医院，走向社会，甚至走到互联网线上。希望不久的将来，门诊，检验中心，影像中心，日间手术中心，透析、注射服务等也逐步走出医院大门，由医院、医联体，甚至独立的第三方机构（如医生集团、连锁检验公司、透析服务公司）等运营。当然大型医院，尤其是医学院校附属医学中心，是医学科研人员的聚集地，承担着科研和教学任务。

3. 医保

在医疗卫生产业，医保应该扮演服务、协调、导向和管理四大角色，具有控制医疗服务成本、提高医疗服务质量、改善人群总体健康状况三大功能。在控制医疗服务成本方面，医保机构，尤其是大型医保机构，通过医院医生网络选择、价格谈判、医疗服务量监控、药品和医疗用品团体采购等策略和手段，可以有效控制正常医疗服务开支，并减少或制止医疗行为中有意和无意的无效医疗、过度医疗、重复医疗、欺诈医疗等。在提高医疗服务质量方面，医保机构可通过有效制定有关医疗药品政策，推行甚至要求临床通路和医疗标准化，并运用经济激励手段，来促进签约医院以及医生之间的良性竞争，从而提高医疗服务质量。在改善人群总体健康状况方面，医保机构拥有众多受保人和大量数据，因此在改善人群（不仅仅是患者）总体健康状况上，要比医院和医生有着更大的优势。而改善人群总体健康状况、减少疾病也有益于医保机构的长远效益。

（二）"健三角"运营机制

1.医保

医保面对的是"大"人群（受保人）。医保要成功，除了自身运营管理之外，主要取决于几个因素：一是险种设计和市场销售能力（受保人数量和市场份额）；二是医生和医院选择与签约（适当适量的医疗服务提供者）；三是健康医疗服务管理能力（合理价格下的优质服务）。也就是说医保是健三角中患者和金钱的来源。对于医保机构而言，它要增加受保人数量，要服务所有受保人，要为所有受保人的整体健康状态和医疗需求负责。医保的角色和功能就是通过回答这几个问题来体现的。支付与否？支付多少？支付给谁？支付方式是什么？

2.医生和医院

医生和医院是医疗服务的合作伙伴，也是息息相关的利益共同体。医生是服务患者的主体，医院是重症急症患者接受诊疗服务的主要平台。在合理的相对等边的健三角框架下，很多患者的就医需求在医院外就能满足，很多医生（比如致力于诊所或门诊服务的个人医生）的整个行医过程是不需要在医院里进行的。所以医保机构的签约医生们会服务受保人群中需要医疗服务的人，而医院只服务那些需要在医院平台接受诊治的少量患者。实现独立行医，医生们要成功的因素就相对简单了，那就是医术和医德。那些医术高超、医德高尚的医生因为受到患者的信任和爱戴，会自然而然成为医保机构、医生集团和医院追逐签约合作的目标，他们的收入也会随之提高。医院要成功，首先要和尽可能多的医保机构签约，进入其医疗网络。其次要在硬件和软件上最大限度地吸引网络内医生和患者的需要。硬件包括医院的地理环境、建筑设施、各种仪器设备等，软件则包括医护和其他工作人员的素质、对患者的全方位医疗和人文服务。

3.小结

具体而言，"健三角"是"保基本、强基层、建机制"的一个关键具体内容。其运营机制包括以下5个方面：第一，医保机构拥有受保人和保费收入；第二，医保机构和医生（集团）、医院谈判签约；第三，患者看医生；第四，如果需要，医生带患者（包括转诊患者）接受医院服务；第五，医保机构根据合同分别支付提供服务的医生和医院。

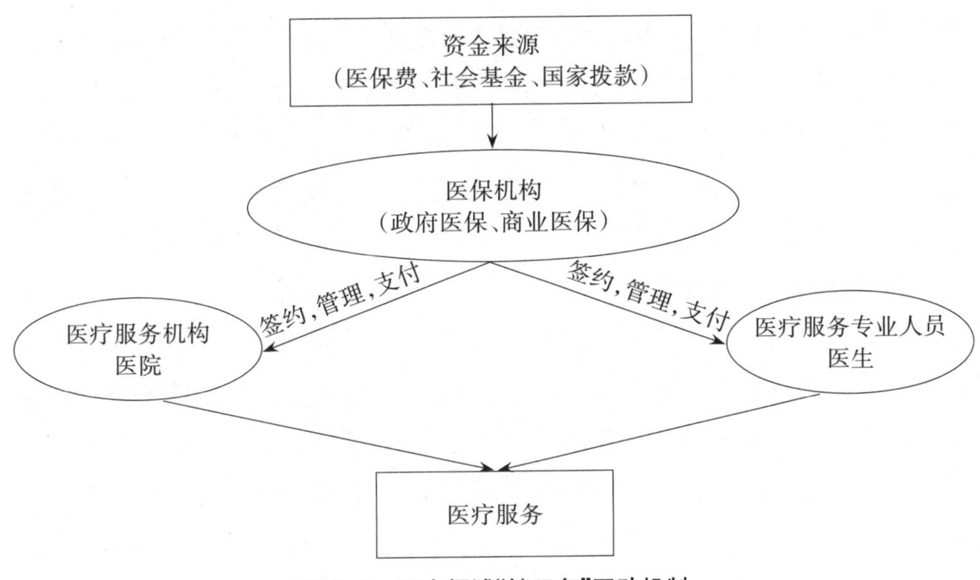

图2-5　卫生领域“健三角”互动机制

四、点值法评价原则

1.符合医疗物价规范的原则

点值法评价基础为医疗服务项目，医疗服务项目要遵循医疗物价规范。因此，遵照医疗服务价格规范设置点值法评价要素，既符合政策导向要求，也符合医院管理的实际。具体来讲，遵循医疗物价规范应包括两方面：一是实现重庆地区医疗项目与国家医疗物价规范的内涵对接。具体包括：项目编码、项目名称、项目内涵、内涵一次性耗材、除外内容、低值耗材、计价单位等要素。二是遵照国家医疗物价规范要素设计点值法评价要素。具体包括：基本人力消耗及耗时、技术难度、技术风险等三个要素。将基本人力消耗及耗时、技术难度、技术风险等作为要素的一级指标。

2. 基于真实项目成本核算的原则

在“自收自支、结余分成”绩效管理框架下，医院结余是实现绩效方法的基础。但在现有医疗物价规范条件下，医院结余的用途主要为以医技项目为代表的诊断类项目（其基本特点是物耗高）逆向补偿手术类、诊疗类、护理类项目（其基本特点是人耗高）。从支付制度角度看，点值法的主要特点是能够充分反映医务人员劳务价值，进而提高医务人员劳务支付水平；但现实情况是医院绩效制度同支付制度刚好相反。若绩效制度按照支付制度设计，必然导致医院诊断类项目开展次数下降、医务人员技术类服务开展次数上升，其结果是出现医院绩效盘子变小、医院面临无绩效发放的尴尬局面。这种问题在中等规模公立医院更为明显。因此，基

于真实项目成本核算构建点值法评价要素，更符合中国公立医院绩效分配实际。点值法绩效分配体系下，真实项目成本核算有两个好处：一是作业成本法的项目成本核算有利于科室作业流程的梳理，可以显现核心医疗制度对应的隐性成本；二是真实项目成本可与真实价格结合，作为点值评价要素或得出渐进性物价调节系数。

3. 体现劳务技术价值的原则

国家卫生健康委员会2017年发起的公立医院薪酬制度改革提出建立符合医疗行业特点、体现以知识价值为导向的公立医院薪酬制度。总体说来，医务人员教育培训周期长、技术难度大、劳动强度高、工作重复性低等，这些特点决定了医务人员劳动具有稀缺性和高价值性等多重属性。医务人员劳务技术评价包含项目的操作时间长短、是否符合技术诊疗规范要求、风险程度高低等内容。因此，在构建点值法评价要素时须参考多元化的要素，结合医务人员工作技能水平和知识水平要求高等特性，重点突出医务人员在执行不同诊疗项目中所付出的劳动投入、资源要素和成本高低等因素，有效地评估医务人员技术劳务价值。

4. 体现岗位价值和风险程度的原则

医疗卫生服务行业是知识密集型行业，存在较强的专业技术性。不同科室类别（临床和医技科室）、不同专业类别、不同人员属性（医师、护士、技师）、不同岗位所要求的知识技能水平、风险大小、岗位压力承受能力均存在显著差异。因此，需考虑不同岗位的特殊性，充分体现不同医疗岗位的价值和风险程度。

5. 以有效激励为导向的原则

科学的绩效考核与分配模式能够有效引导和激励医务人员的医疗行为。点值法绩效分配模式重点在于引导医务人员关注业务结构、手术难易度、成本控制等考核要素。坚持以工作量为考核基础、以技术难度为考核重点，着力体现病种难度和差异性，引导医务人员更加注重提高诊疗疑难复杂病种的能力，而非单纯追求工作量。

五、指标选择及权重，在点值法初探阶段的认识

（一）评价指标体系

在系统研究美国RBRVS评价指标体系后，结合我国医疗物价规范的具体要求，项目组从操作时间、技术水平、技术风险、工作强度、工作难度、价格成本比等六个方面构建了重庆市医院成本管理研究中心创新版点值法评价指标体系，并定义各指标内涵和支撑内容。

1.操作时间

操作时间指医务人员完成该项目所需花费的时间，包括处置前、处置中、处置后所需时间。处置前操作时间是指操作前准备工作所耗费的平均时间，包括查阅病历，确定诊疗方案，与患者、家属、其他医务人员沟通，及其他准备工作所需要的时间。处置中操作时间指直接实施诊疗所消耗的时间。处置后操作时间是指后续工作所耗费的平均时间，包括各种术后处理，病案书写，安排转院或出院，与同事、患者、家属联系等处置后工作所需要的时间。基于作业成本法，按照医疗服务流程进行处置前、处置中、处置后所需时间的核算，其是隐性成本显性化的主要表征指标。

2.技术水平

技术水平是指对完成该项医疗服务的医务人员的技术要求，包括操作者学历、技术职称、技术投入程度、专业操作培训等要素。具体而言，操作者学历要求反映操作者从事该项技术所支付的教育成本，具体分为中专(职业高中、普通高中)、大专、本科、硕士、博士。技术职称要求反映项目执行人员应具备的专业技术资格(体现执行该项技术需要的基础知识能力)，依据国家卫健委2018年8月印发的《医疗技术临床应用管理办法》，职称等级具体分为无、初级职称、中级职称、副高职称、正高职称。操作者执行该项目所需的技术投入程度以级别(仅以手术来代表)来反映，具体分为手术过程非常简单、过程简单、过程复杂程度一般、过程较复杂、过程非常复杂。专业操作培训要求是指为能执行该项目而所需花费的培训时间，培训等级反映操作者从事该项技术所支付的培训成本，具体分为无、一般培训、短期岗位培训、规范化培训、专项技术培训。

3.技术风险

技术风险包括有害物质风险、与患者接触风险、诊疗操作风险、判读风险等四类。有害物质风险按“无、轻且少、中等、重且多、危险”分级，与患者接触风险按“无、少、中等、密切、危险”分级，诊疗操作风险按“无、少、中等、较大、高”分级，判读风险按照“无、一般、中等、较大、高”分级。

4.工作强度

工作强度指为完成该项目所需付出的脑力及体力劳动。在医疗服务项目执行过程中，医务人员既有体力消耗又有脑力消耗，不同项目两者有不同，除了时间长短本身就有工作强度含义外，需要有区别地表达医务人员的脑力劳动强度和体力劳动强度不同内涵，故采用活化劳动强度、体力劳动强度两个指标(五级评价)分别表达。活化劳动强度指医务工作者在执行过程中的脑力劳动，包括思考、判断、相关精细化技术操作、相关分析及其文字编写等。体力劳动强度指医务工作者在执行过程中的体力劳动付出，包括对患者进行按摩、心肺复苏抢救、护理项目中的拍背翻身等。两者按“非常低、较低、一般、较高、非常高”分级。

5.工作难度

工作（技术）难度是依据操作中患者发生合并症或并发症的概率及产生的不良后果严重程度确定的该医疗服务价格项目技术操作难度，包括患者年龄难度、合并症或并发症难度、病情危急重难度等三类。在项目执行过程中，患者不同年龄、所发生的不同合并症或并发症、患者入院时病情危急重程度所消耗的医疗资源不同。患者年龄难度按“青年、中年、老年、儿童、年老体弱”分级，患者合并症或并发症难度按“无合并症或并发症、有但轻、多但轻、有且重、多且重”分级，患者病情危急重难度按“轻、中不急、中且重、重且急、危急重”分级。

6.价格成本比

医疗卫生服务项目的价格多数定价较低，与真实成本有较多、较大差异。在国内典型地区或单位点值法体系创建中，有的采用了直接以价格标注点值的方法，加上其他质量安全评价指标作为二次分配考评依据。重庆市医院成本管理研究中心创新版点值法的核心就是要有相对真实成本核算要素参与评价，但也要充分考虑价格收益的整体关系。因此，重庆市医院成本管理研究中心创新版点值法采用价格成本比作为评价要素之一。

（二）评分方法

1.评分方法选择

在比较研究美国RBRVS评价方法，我国台湾地区牙科医学会、外科医学会评价方法以及我国大陆地区本土化自主创新模式评分方法优缺点的基础上，结合我国大陆地区CCHI的评分规则，创新性结合了基数法和序数法的优点，采用基数和序数相结合的综合评分法。序数法借用李克特五级量表评分法，主要作用是定级；基数法采用百分制，主要功能是在定级基础上对各要素评分。为防止相同人员操作不同项目（诊查费和手术费）点值倍数可能超过100的情况，细分项目类别后再进行点值倍数的拟定，比如医生执行项目又可细分为治疗类、手术类、其他类等，护士执行项目分为治疗类、护理类、其他类。

表2-8 重庆市医院成本管理研究中心创新版点值法评价方法概述

方法	功能	工具	分级				
序数法	定级	李克特五级量表评分法	一级	二级	三级	四级	五级
基数法	评分	百分制	0—19	20—39	40—59	60—79	80—100

2. 各评价指标标准化评分定义说明

通过两次专家集中咨询评价，明晰了各指标评价标准化评分等级及其定义说明。其中，操作时间以各科室项目实际操作时间(单位为分钟)进行评分，比如操作时间为10分钟，则评价等级为一级，评分为10；若操作时间大于100分钟，则统一评为五级，评分为100。手术项目和非手术项目在技术要求维度评分规则存在差异。

3. 项目点值形成

基本计算思路为：各二级指标评分相加形成一级指标得分，各一级指标得分加权求和得到各项目的基本点值。医技项目将价格成本比作为调节系数，临床项目将价格成本比作为评价要素。

表2-9 重庆市医院成本管理研究中心创新版点值法各评价指标标准化评分定义说明

一级指标	二级指标	指标分级	权重		等级及对应分值(以非手术项目为例)				
			手术项目	非手术项目	一级	二级	三级	四级	五级
操作时间	—	服务前、服务中、服务后操作时间	100%	100%	0—19	20—39	40—59	60—79	80—100
技术水平	学历等级	中专(职业高中、普通高中)、大专、本科、硕士、博士	20%	30%	0—6	7—12	13—18	19—24	25—30
	职称等级	无、初级职称、中级职称、副高职称、正高职称	20%	30%	0—6	7—12	13—18	19—24	25—30
	培训等级	无、一般培训、短期岗位培训、规范化培训、专项技术培训	30%	40%	0—8	9—16	17—24	25—32	33—40
	手术级别	手术过程非常简单、过程简单、过程复杂程度一般、过程较复杂、过程非常复杂	30%	—	—	—	—	—	—
技术风险	有害物质风险	无、轻且少、中等、重且多、危险	20%	20%	0—4	5—8	9—12	13—16	17—20
	与患者接触风险	无、少、中等、密切、危险	20%	20%	0—4	5—8	9—12	13—16	17—20
	诊疗操作风险	无、少、中等、较大、高	30%	30%	0—6	7—12	13—18	19—24	25—30
	判读风险	无、一般、中等、较大、高	30%	30%	0—6	7—12	13—18	19—24	25—30

续表

一级指标	二级指标	指标分级	权重		等级及对应分值(以非手术项目为例)				
			手术项目	非手术项目	一级	二级	三级	四级	五级
工作强度	活化劳动强度	非常低、较低、一般、较高、非常高	60%	60%	0—12	13—24	25—36	37—48	49—60
	体力劳动强度	非常低、较低、一般、较高、非常高	40%	40%	0—8	9—16	17—24	25—32	33—40
工作难度	患者年龄难度	青年、中年、老年、儿童、年老体弱	20%	20%	0—4	5—8	9—12	13—16	17—20
	患者合并症或并发症难度	无合并症或并发症、有但轻、多但轻、有且重、多且重	40%	40%	0—8	9—16	17—24	25—32	33—40
	患者病情危急重难度	轻、中不急、中且重、重且急、危急重	40%	40%	0—8	9—16	17—24	25—32	33—40
价格成本比	—	0—0.40、0.41—0.80、0.81—1.20、1.21—1.60、>1.61	100%	100%	0—19	20—39	40—59	60—79	80—100

注:该咨询结果为重庆市医院成本管理研究中心给出的全院水平的咨询结果。在实际试点过程中,各科室可根据自身状况选择不同的评定方法。在后续案例介绍中将详细解释。

六、以成本核算为基础,以BSC战略和RBRVS人力价值为支撑应用DRG构想

(一)DRG对医院经营的影响

一般而言,DRG实施有以下5个目的:医保控费、医药经费的预算管理、改变医院和医生行为、优化资源配置、绩效评价(包括效率和质量)。在DRG支付制度下,实施DRG会产生预期和非预期两种政策效应。预期效应包括:一是加强医院间的竞争;二是借助医疗指南更好地规范医疗;三是优化医疗和非医疗用品的采购体系,医院建立了采购小组,以便通过购买更多产品和谈判来降低价格;四是优化工作流程;五是加强医疗部门间的合作;六是提高医疗质量,这对吸引患者非常重要。非预期效应包括:提高诊断编码(专业术语,即医生选择高医疗支付的DRG编码)、分解住院(专业术语,即本可一次住院就能治好,但医院为了提高收入分成两次住院进行治疗)及分解收费、争夺病例并尝试增加病例数(比如,医院收治一些不必要住院治疗甚至手术的患者)、减少服务、以次充好、阻碍技术与产品创新。

DRG实施对医院经营有什么影响呢?在理论上,公立医院面临“创收型”为主向“成本节俭型”转变的趋势,成本压力将导致医院行为发生改变,主要是财务风险的转移:

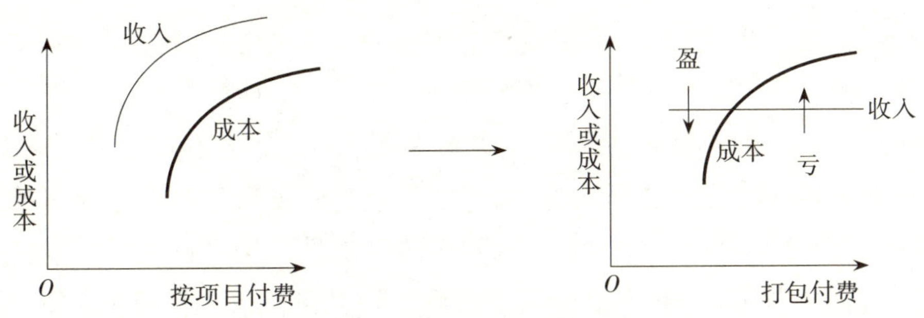

图2-6 成本压力下医院行为发生改变概念图

在实证上,以美国为例。美国在医院管理上,主要采取以下办法:一是增加病案人员数以确保及时、正确及完整地进行DRG分类;二是采取各种广泛降低成本的措施,比如淘汰未使用设备、提高效率、重新安排技能组合等;三是雇用具有商业管理能力的管理人员。在医疗服务上,一是大幅降低住院时间:1984年同比降低9%,1984年至1986年降低17%。二是住院人次减少:1984年同比下降3.5%,1984年至1986年降低16%。三是更多地使用出院康复服务(比如,特殊护理机构、家庭保健机构提供的服务)和门诊服务。在可及性和服务质量上,医院病患死亡率短暂上升,可能与入院病例严重程度上升以及DRG组间风险分配等风险因素有关。在住院利润率上,一是大型医院、教学医院和城市医院利润率上升幅度高于其他医院;二是很多医院陷入财政困境,Medicare的平均利润率从1984年的约15%降到1992年的约1%,在Medicare住院病人上亏钱的医院从1984年的约17%上升到1992年的约60%。

在国内,北京、福建、沈阳、三明有部分实证证据。北医三院从2012年开始模拟运行106组DRG结算,模拟运行结果显示,2012年结余率为22.47%,2013年至2018年分别为19.39%、13.79%、10.18%、5.71%、0.55%、5.45%。福建省三所大型三甲医院2018年7月至2019年6月试运行DRG结算的数据显示,总体来看,这些医院存在亏损:入组标准结算额为20.73亿元,入组实际结算额为20.81亿元,亏损0.08亿元。沈阳试点结果表明,在DRG支付背景下,医院可通过减少部分床位数来实现盈利。三明试点经验表明,在DRG支付制度下,亏损医院数量有所增加:2018年,17家医院有结余,3家亏损;2019年1—9月,15家医院有结余,5家亏损。

（二）DRG支付制度下中国公立医院运行挑战概述

DRG仅仅是一个支付工具，能主动发现医院运行中的问题，但不能有效解决这些问题。另外，DRG不仅是一种医疗费用支付工具，而且是医院运行绩效和医疗服务评价工具。引入DRG结算系统的改革举措，奠定了不同医院的成本、绩效和质量等方面具有可比性的坚实基础，建立了提高服务绩效与服务质量的激励机制，也增强了医院管理的科学性及资源利用的合理性。但目前我国公立医院运营引入DRG有四大挑战。第一，定价与支付政策设计挑战。中国不同DRG版本[比如，国家医疗保障局版的CHS-DRG、国家卫健委医药卫生科技发展研究中心的C-DRG、国家卫生和计划生育委员会（卫生健康委员会）医政医管局的CN-DRG、北京医疗保险协会的BJ-DRG]技术方案总体以费用为主，同时结合了一定的成本。但目前我国医疗机构大多只能做到科室核算，尚未核算到病种，治疗手段、技术性要素（特别是人力成本）投入、药品耗材结构、疾病的费用结构与成本结构具有很大差异，这些因素导致DRG定价与支付政策的设计有缺漏。同时，DRG包含了两套系统：病人分类系统和病人成本核算系统。两套系统相辅相成，缺一不可。病人分类系统涉及病人分组器，分组器原理全世界大同小异，主要通过CV值进行调节；而重点在于病人成本核算系统的开发和维护，国外专家反复提到病人成本核算系统的重要性。第二，DRG病种成本覆盖程度，DRG结余金额能否支撑人力成本和医院发展。DRG病种成本是否仅覆盖人力成本及日常运行成本，基建成本和大型设备购置成本可否由政府财政解决？公立医院负债形成的利息是否由财政兜底？不同经济发展水平的地区财政补偿是否有量化标准？DRG形成的结余医保，财政部门是否认同？第三，DRG绩效分配方式能否改善医生收入状况，让医生满意？一定要协同推进支付方式改革和薪酬制度改革，将激励机制传导到医生层面，而不仅仅是医院层面，否则容易引起医生、医院的二次博弈。第四，区域间功能定位不同导致医院无序竞争。

（三）基于成本与价值平衡应用DRG的构想

医院面对上述挑战，如何实现突围呢？答案是基于成本与价值平衡框架，摸清成本支撑来源与结构，并从人力技术价值角度拟合医生积极性的内生动力和外部政策导致的外生压力。基础是成本三分类原则，支撑体系是医院标准化成本核算体系和人力技术价值评估体系。将公立医院成本分为人力成本、运行成本、基建设备成本三类。在公益性主导框架下，明晰补偿来源：人力成本由技术服务收入和控费后DRG差距收入进行补偿，运行成本由医技收入和政府补偿投入进行补

偿,基建设备成本由政府补偿投入进行补偿。三类成本补偿来源及结构是联动关系。以2017年数据核算人力成本的DRG差额,平均每家公立医院人力成本总额为6984.2万元。技术性收入占比与人力成本占比差额为:36.23%-22.54%=13.69%。人力成本差额为:6984.2×13.69%=956.14(万元)。平均每家公立医院出院人数为:15594.7÷11872=1.31(万人次)。按DRG收费住院病人数为:1.31×62%(三明数据)=0.81(万人次)。平均每个DRG差额为:956.14÷0.81=1180(元),即平均每DRG组需结余1180元。医院成本核算标准体系包括:科室成本核算标准体系、项目成本核算标准体系、病种成本核算标准体系以及病人成本核算标准体系,人力技术价值评估标准体系即为本书提出的创新版点值法评估技术体系。

七、深入研究质量安全与成本支撑之间量化关系的关键基础

如何将医疗机构各科室的具体费用支出与医院及各科室的医疗卫生服务质量安全具体结合起来,进而指导医疗机构进行医疗卫生服务质量安全与成本消耗一体化精细化管理,是医院经营管理永恒的课题。医疗卫生服务质量安全与成本消耗一体化精细化管理,其本质是将医院医政管理和财务管理互不交叉的"两张皮"融合为医政管理和财务管理交叉的"一张皮",其前提是摸清、掌握质量安全与成本支撑之间的量化关系。而这种量化关系的建立必须依靠合适的量化管理工具。重庆九院自2004年开始以BSC(即平衡计分卡)[①]工具为依托、以规范化科室建设为手段,逐步探索院科两级的质量安全和成本支撑量化关系(具体量化机制内容参见本丛书之一《公立医院成本核算的理论与实践》的第三章重庆九院医疗质量安全与成本消耗部分计算案例),但缺乏对科室个人层级的质量安全和成本支撑量化关系的研究。而点值法正好弥补了此方面的内容。

具体而言,重庆市医院成本管理研究中心采用点值法作为量化工具的具体路径构思为:随着作业成本法核算技术的标准化,未来医疗服务项目成本核算功能应向医疗质量安全与成本效益一体化方向扩展。在医疗服务项目操作流程规范化的基础上,划分医疗服务项目作业范围,形成标准化的作业成本责任中心。按照作业特征将作业成本责任中心的作业分类,其可细分成质量保障作业、质量安全作业、质量提高作业;进一步依据作业动因将成本分摊归集到质量保障作业、质量安全作业、质量提高作业进而形成质量保障成本、质量安全成本、质量提高成本,最终将医疗卫生服务质量安全与成本消耗关联形成医疗质量安全与成本效益一体化。医疗服务项目成本核算功能向医疗质量安全成本效益一体化方向扩展

① 因篇幅较长,个别字母缩写词,仍进行了重复解释,其他同理。

正是其战略管理功能的重要体现。值得注意的是，医疗质量安全与成本效益一体化能更好地量化医疗服务项目活化劳动与体力劳动成本的比价关系，能有效撬动当前“虚有价格，虚无成本（国家卫生发展研究中心的专家认可的专业学术术语，即价格制定不以成本为基础）”的医疗服务项目价格体系。

表2-10 RBRVS与BSC比较分析

比较内容	RBRVS	BSC
适用范围	临床和医技部门	所有科室
数据来源	医院管理信息系统的收费数据	医院管理信息系统的收费数据、病案首页数据、质控数据、问卷调查、各管理部门考核数据
战略相关度	中等关系	理论上可以高度相关
财务相关度	间接相关	间接相关
使用方式	将医院除材料和药品以外的收费数据赋予RBRVS的WRVU点值，通过计算归属于各核算单位的总点数计算相对工作量，通过单位点值转换成绩效工资，或者与成本质量控制指标组合使用，进行医务人员绩效工资分配	依据医院的管理需要，或者依据等级医院评审要求，分解医院战略目标体系，或抽取现有的各类管理使用的关键指标，建立一组与医院战略相关的关键指标群；通过对指标设置不同权重，设定不同的目标值，最终计算总分数，将分数直接转换为绩效工资，或与其他绩效工资分配方案配合使用
优点综述	是较好的定量评价医务人员工作量的工具，可以平滑地与《全国医疗服务价格项目规范（2012年版）》接轨；激励医务人员的医疗服务方式与病人利益、第三方支付者要求及医院的发展定位相一致	充分体现管理者的战略意图，工具较为灵活，使用者有高度的自由裁量权；可以通过指标和权重设置，平衡医院、员工、病人利益，满足监管部门要求；工具简单，容易理解；与多种绩效工具组合使用方便
缺点综述	在医疗服务价格严重扭曲及价格改革不到位的情况下，医院会担心影响检查和检验项目的收入；需要运用其他管理工具，进行成本和质量控制	过于灵活，不易掌握工具运用精髓；评价内容过于宽泛或过于主观，影响绩效方案的严密性和客观性；与工作量直接相关度过低，评价具体项目的工作量有严重欠缺；不宜单独用于绩效工资发放

（作者：张培林、阳光、王毅、高小玲、颜维华、刘宪、程伟、皮星、张明昊、朱秀芳、朱小玲、谭华伟）

第二节　科室案例

一、放射科

（一）评估体系产生背景：传统评估体系难以适应放射科发展需求

2017年8月，重庆市物价局、重庆市卫生和计划生育委员会、重庆市人力资源和社会保障局联合印发了《关于调整部分医疗服务项目价格的通知》（渝价规〔2017〕4号），明确提出公立医院全部取消药品加成和药事服务费，降低大型医用设备检查类项目价格，提高一般医疗服务类、一般治疗操作类、护理类、临床手术治疗类和中医治疗类医疗服务项目价格。其中，提价类项目（床位费价，一般治疗操作类、护理类、临床手术治疗类、中医治疗类医疗服务项目）258项，降价类项目（X射线计算机断层成像类、磁共振检查类、核医学诊断类项目）181项；各类项目价格调整幅度控制在20%以内。

该轮医改，放射科检查价格大幅下调，导致放射科内部部分人员出现工作不积极倾向。为提高员工的工作积极性，进一步规范绩效考核方案，急需引入量化到个人及真实反映医务人员技术价值的绩效考核工具。

而传统评估体系难以适应放射科发展需求：

第一，工龄职称系数核算方式。优点是按照工龄长短、职称高低核算，可照顾到工龄长、职称高的老同志，核算简单。缺点是岗位价值不明显；考核与工作量及工作质量均无关联；刺激性弱。（大锅饭）第二，工时制核算方式。优点是按工作天数计算工时，能保证科室员工的出勤率。缺点是员工在工作中拈轻怕重；考核与工作量和工作质量无关联；刺激性较弱，员工甚至存在消极思想。（混日子）第三，工作量核算方式。优点是以员工的工作量为考核标准，避免员工拈轻怕重，与科室经济增长关联，体现多劳多得，有一定刺激效果。缺点是这种单纯的经济指标考核与工作质量安全无关联；员工可能出现重数量、轻质量的思想。（向钱看）第四，工作量+质控核算方式。优点是不仅体现了多劳多得，同时也体现了优劳优得，员工参与度高。缺点是岗位评估未细化；绩效中未体现工作风险、技术含量等因素；未与项目的真实成本价格相关联。（略成本）

在众多的绩效管理方案中，放射科一直根据平衡计分卡四个维度的原则，按照工作人员从事工作的难度制定出岗位系数，再结合其工作质量及工作量进行绩效分配。但是这个看似公平的绩效分配制度仍存在诸多问题，如未对岗位进行全面评估、未将人员的学历等基本情况考虑进去、未结合项目价格及成本效益分析进行核算等。因点值法具有量化到个人、真实反映医务人员技术价值等特点，2017年放射科开始采用本土化创新模式的点值法，进行该科医务人员绩效考核。

（二）指标选择及权重

1. 放射科实施历程

自2017年11月试点以来，放射科点值体系形成经历了8个阶段的创新发展：

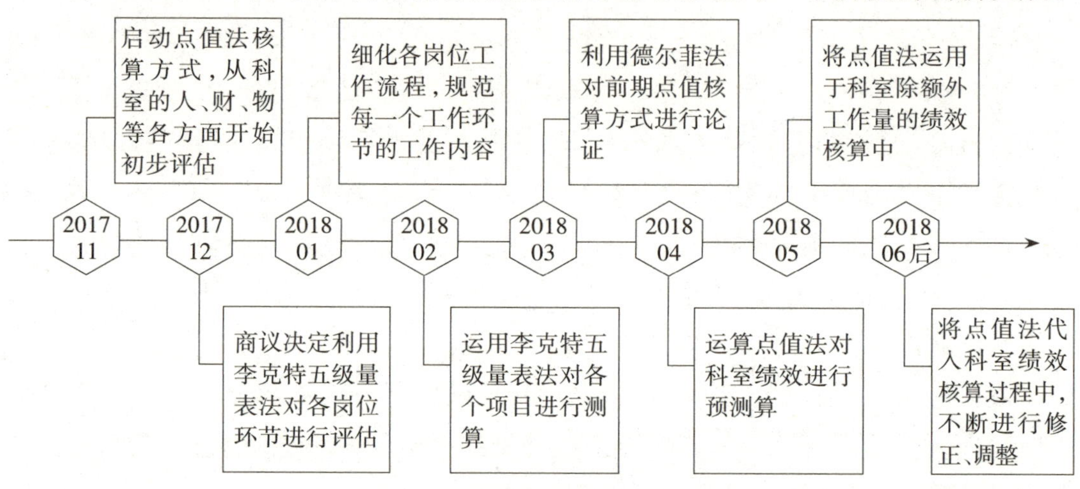

图2-7　放射科点值体系形成阶段

2. 指标选择

主要指标参照重庆市医院成本管理研究中心设计的指标体系，即操作时间、技术水平、工作强度、技术风险、价格成本比等5个，操作时间为每类医疗服务项目具体的执行时间，技术水平包括操作者学历、技术职称、技术投入程度、专业操作培训等要素，工作强度包括活化劳动及体力劳动，技术风险包括有害物质风险、与患者接触风险、诊疗操作风险、判读风险等4类风险。价格成本比作为调节系数（在具体试点过程中，价格成本比可作为评价要素，也可作为调节系数，由各科室决定）。

3. 等级评分与权重设置

在试点过程中，放射科以岗位为基础的环节流程为评分对象，采用序数法与基数法相结合的办法进行定级与评分，权重设置采用专家咨询法：

（1）操作时间（10%）。

①权重占比。操作时间权重占比为10%。权重设置依据：因放射科各检查项目耗时相对一致，各工作环节时间差异不大，故将其权重占比判定为10%。

②分级评分。以项目流程各环节操作时间为基础。以操作时间为评分依据，按操作时间长短评分如下：一级：<10分钟，二级：10—19分钟，三级：20—29分

钟，四级：30—39分钟，五级：40—59分钟。（由于放射科以流程环节为评价对象，其操作时间会低于整个项目的操作时间，故此处会低于前述全院表格。此处体现了放射科的特点）

（2）技术水平（30%）。

①权重占比。技术水平权重占比为30%。权重设置依据：科室各岗位对人员资质及技术能力要求不同，其是对人员评估的主要因素之一，故将其权重占比判定为30% 。

②分级评分。项目细分如下，学历要求（30%）：中专（0—6）、大专（7—12）、本科（13—18）、硕士（19—24）、博士（25—30）；职称要求 ：无职称（0—6）、初级（7—12）、中级（13—18）、副高（19—24）、正高（25—30）；培训周期（40%）：无（0—8）、一般培训（9—16）、短期岗位培训（17—24）、规范化培训（25—32）、专项技术培训（33—40）。

（3）技术风险（40%）。

①权重占比。技术风险权重占比为40%。权重设置依据：作为医院的窗口单位，工作人员长时间与患者、射线密切接触，故将其权重占比判定为40%。

②分级评分。项目细分如下：有害物质风险（20%）：无（0—4）、轻且少（5—8）、中等（9—12）、重且多（13—16）、危险（17—20）；与患者接触风险（20%）：无（0—4）、少（5—8）、中等（9—12）、密切（13—16）、危险（17—20）；诊疗操作风险（30%）：无（0—6）、少（7—12）、中等（13—18）、较大（19—24）、高（25—30）；判读风险（30%）：无（0—6）、少（7—12）、中等（13—18）、较大（19—24）、高（25—30）。

（4）工作强度（20%）

①权重占比。工作强度权重占比为20%。权重设置依据：科室工作强度在各工作环节中脑力劳动与体力劳动分布差异相对较大，但并非主要因素，故将其权重占比判定为20% 。

②分级评分。科室人员岗位不同，工作强度不同。根据实际情况评分如下：

活化劳动60%，体力劳动40%。两项指标评价分别按照五级100分评价，设置分值合并权重后得到该环节工作强度评价分数。项目细分如下：活化劳动（60%）：非常低（0—12）、较低（13—24）、一般（25—36）、较高（37—48）、非常高（49—60）；体力劳动（40%）：非常低（0—8）、较低（9—16）、一般（17—24）、较高（25—32）、非常高（33—40）。

（5）价格成本比。

放射科将价格成本比作为调节系数，根据放射科真实成本和真实收入进行核算。

(6)工作难度。

尚不纳入评分体系。

(三)实施过程的特点

1. 项目归类及分类

由于放射科检查项目繁多,临床科室所开展的每个检查项目不固定,且多以组合形式进行,在点数法的统计过程中,要逐一进行项目测算难度较大。因此,以2017版重庆物价收费标准为基础,放射科将科室所开展的项目分为3大类7小类。每大类项目收费相对固定,在执行每类项目时,工作人员的操作流程相对一致。

(1)普放(普通放射学)检查类:包括DR(直接数字化X射线摄影)、CR(计算机X射线摄影)、乳腺钼靶等,此类项目均以曝光次数为收费标准。

(2)MRI检查类。2017版物价收费标准中,将MRI检查分为平扫、平扫+增强、特殊成像3大类,因此在点值法评价过程中,将MRI所有检查项目按照以上类别进行测算。

(3)CT检查类。2017版物价收费标准中,将CT检查分为平扫、平扫+增强、CT血管类检查(CTA)3大类,因此在点值法评价过程中,将CT所有检查项目按照以上类别进行测算。

表2-11 放射科试点项目分类概况

序号	项目类别	具体项目
1	普放检查类	X线拍片(DR、CR、乳腺钼靶)
2	MRI检查类	平扫(依据2017版物价收费标准划分)
3		平扫+增强(依据2017版物价收费标准划分)
4		特殊成像类(依据2017版物价收费标准划分)
5	CT检查类	平扫(依据2017版物价收费标准划分)
6		平扫+增强(依据2017版物价收费标准划分)
7		CTA(CT血管类检查;依据2017版物价收费标准划分)

2.项目流程划分

划分项目流程,以流程为基准定岗定员,并评价各流程人员所对应要素等级及得分。放射科在评价初期根据岗位设置特点,将科内流程分为“登记—注射/摆位—扫描—书写报告—审核报告—整理报告—发送报告”等7个环节,每个环节由一名工作人员(医生、护士、技师、工勤)完成,并且根据技术规范,核定岗位技术水平要求(学历、职称、培训)。

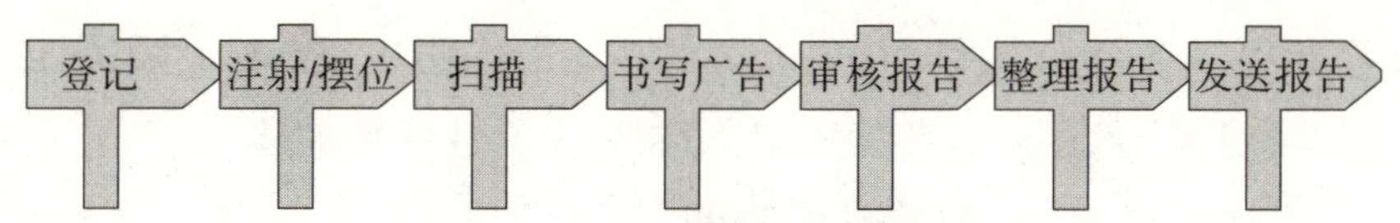

图2-8 放射科项目岗位流程图

放射科在核定岗位技术水平的基础上，再定岗定员，即将每个环节对应到具体的操作人员。具体而言：注射/摆位环节对应的人员为穿刺（即注射）护士、摆位护士，扫描环节对应的人员为技术员，书写报告环节对应的人员为报告医生，审核报告环节对应的人员为审核医生，登记、整理报告、发送报告环节对应的人员为工勤人员。

单就项目类别而言，不同项目类别作业环节及对应的人员有所差别：X线拍片类项目无注射/摆位环节的穿刺护士、摆位护士，CT平扫类项目无注射/摆位环节的穿刺护士，MRI平扫类、MRI平扫+增强、MRI特殊成像类等无登记环节的工勤人员等。

表2-12 放射科以作业流程为基础的定岗定员概况

序号	项目流程	普放检查类	CT检查类			MRI检查类		
		X线拍片	CT平扫类	CT平扫+增强类	CTA	MRI平扫类	MRI平扫+增强	MRI特殊成像类
1	登记	√	√	√	√	×	×	×
3	注射	×	×	√	√	×	√	√
2	摆位	×	√	√	√	√	√	√
4	扫描	√	√	√	√	√	√	√
5	书写报告	√	√	√	√	√	√	√
6	审核报告	√	√	√	√	√	√	√
7	整理报告	√	√	√	√	×	×	×
8	发送报告	√	√	√	√	√	√	√

注："√"代表该项目类别有该环节及对应人员，"×"代表该项目类别无该环节及对应人员。

在完成上述操作后，研究团队选取放射科年资高、经验丰富的医生、护士、技师等人员作为放射科点值评价的评分专家，共计20名。研究团队先后两次对20名评分人员进行集中培训，培训主要内容包括：美国RBRVS体系基本技术原理、国内典型地区或单位（中山大学肿瘤附属医院、山东省千佛山医院、青岛市中心医院、青岛市第三人民医院、河南省人民医院、江苏省靖江市人民医院、温州医科大学附属第一医院、芜湖市第二人民医院）实践概况以及重庆九院创新版点值法技术体系等内容。放射科20名评分专家经过集中培训后，采用研究团队拟定的技术

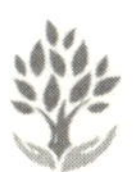

体系评价各类项目各环节操作时间、技术水平、工作强度、技术风险等四要素的等级与评分，各项目各要素各环节得分加总形成各项目各要素得分。

3.细化项目岗位流程并测算操作时间

以冠状动脉CTA为例。冠状动脉CTA包括"登记—注射—摆位—扫描—书写报告—审核报告—整理报告—发送报告"8个环节。就环节的具体岗位工作内容而言，登记环节有4项岗位工作内容，注射环节有10项，摆位环节有15项，扫描环节有10项，书写报告环节有15项，审核报告有7项，整理报告有3项，发送报告有1项。

放射科内部组织点值法工作小组对每环节具体的岗位工作时间测量10次，取平均值作为每一具体岗位工作的操作时间。比如，登记环节的第1个岗位工作"核对申请单信息(病人姓名、性别、年龄、检查部位)及收费记账情况"，重复测量10次后的平均操作时间为33.5秒；再加总登记环节所有岗位操作时间，求得登记环节操作时间为159.3秒。同理，注射、摆位、扫描、书写报告、审核报告、整理报告、发送报告操作时间分别为392.1秒、2325.6秒、528.8秒、1248.1秒、1231.1秒、62.4秒、1073.7秒。最后，求得冠状动脉CTA的操作时间为7021.1秒(117分钟)。

表2-13　冠状动脉CTA岗位流程细化及操作时间测算表

岗位名称	岗位工作内容	工作时间/秒										
		1	2	3	4	5	6	7	8	9	10	平均值
登记	1.核对申请单信息(病人姓名、性别、年龄、检查部位)及收费记账情况	28.3	31.4	35.2	34.5	31.3	30.0	32.3	36.2	38.2	37.1	33.5
	2.登记检查号，填于申请单上	4.5	4.5	5.0	3.8	3.1	2.8	3.3	4.2	3.3	5.0	4.0
	3.打印条码，告知病人在CT1检查，申请单交到检查室后排队	60.0	65.0	80.0	73.2	78.5	70.2	80.3	69.8	73.5	78.3	72.9
	4.条码贴于片袋上，与未检查病人的片袋放在一起	43.3	49.2	45.2	50.8	56.3	45.3	48.2	46.4	50.2	55.3	49.0
	合　计：	136.1	150.1	165.4	162.3	169.2	148.3	164.1	156.6	165.2	175.7	159.3
注射	1.收申请单，核对患者信息，核对检查信息	11.1	13.7	14.0	13.8	6.5	10.3	7.8	8.0	8.5	7.5	10.1
	2.测量患者身高、体重、心率、血压、氧饱和度	132.5	90.8	150.9	156.5	80.4	71.4	94.2	74.2	75.3	77.3	100.4
	3.患者呼吸训练	19.1	41.3	45.2	40.1	57.2	45.9	22.3	60.2	120.2	60.3	51.2
	4.符合检查要求患者签署同意书	60.1	60.0	60.0	60.1	54.8	37.3	53.4	36.8	47.0	38.6	50.8
	5.交代患者更换衣服，取下金属物品	16.1	17.5	17.0	17.3	14.8	15.7	20.2	13.1	12.0	15.3	15.9
	6.准备好穿刺用品	60.0	48.4	51.0	45.4	48.0	43.1	50.0	50.1	42.0	57.0	49.5
	7.检查穿刺部位皮肤情况及血管情况	31.0	32.1	60.0	42.1	45.0	26.6	21.1	27.9	21.0	23.5	33.0
	8.穿刺前再次核对患者信息	21.0	60.2	60.7	15.3	20.0	60.1	60.4	60.7	30.1	40.1	42.9
	9.穿刺成功后为患者戴袖套	48.0	19.5	32.0	27.1	25.0	15.3	32.2	25.1	20.0	24.0	26.8
	10.交代患者穿刺成功后的注意事项	9.5	10.1	9.5	9.4	10.0	12.1	15.2	16.0	10.1	13.0	11.5
	合　计：	408.4	393.6	500.3	427.1	361.7	337.8	376.8	372.1	386.2	356.6	392.1

续表

岗位名称	岗位工作内容	工作时间/秒										
		1	2	3	4	5	6	7	8	9	10	平均值
摆位	1.使用医院内网系统，用呼叫系统叫号	20.0	20.0	6.7	6.8	18.2	17.9	7.1	9.0	2.6	10.5	11.9
	2.病人入室后检查人员核对患者信息，再次确定患者穿戴是否符合要求	35.0	25.0	3.5	33.0	5.5	5.3	4.8	5.3	8.0	7.0	13.2
	3.根据知情同意书抽吸所选药物	120.2	120.3	120.1	120.2	120.3	120.0	120.4	120.3	120.4	120.4	120.3
	4.铺铅巾于检查床	7.8	8.4	6.8	3.8	2.3	2.5	2.4	2.3	3.4	4.0	4.4
	5.连接心电监护系统	15.7	21.0	39.1	37.3	74.3	49.3	33.3	45.0	16.2	60.0	39.1
	6.连接高压注射器，试推注检查穿刺部位	17.0	13.7	13.5	12.2	20.1	26.0	18.5	23.4	46.5	20.2	21.1
	7.与技术员一起再次训练患者的呼吸	60.3	60.0	60.3	60.1	60.1	60.3	60.2	60.4	60.2	60.2	60.2
	8.与技术员再次核对患者信息，确定用药剂量	28.4	27.8	22.6	20.3	11.7	10.2	11.3	19.8	13.4	20.0	18.6
	9.记录检查患者信息及用药量	22.0	18.0	20.0	19.3	21.3	17.6	17.3	21.3	24.5	25.0	20.6
	10.检查中观察患者情况	120.5	120.3	120.0	120.2	180.1	120.6	120.5	120.3	120.5	120.3	126.3
	11.检查完后降检查床，扶患者下床	29.3	28.0	22.6	15.2	12.3	30.2	39.2	28.6	31.4	60.5	29.7
	12.扶患者回准备间	26.7	20.0	22.8	18.7	17.8	10.8	18.6	15.0	15.8	20.0	18.6
	13.关闭患者信息	5.0	5.0	6.0	8.0	7.8	6.6	7.3	8.9	5.4	7.0	6.7
	14.检查后准备间观察患者，交代检查后及用药后的注意事项	1800.0	1800.0	1800.0	1800.0	1800.0	1800.0	1800.0	1800.0	1800.0	1800.0	1800.0
	15.取出留置针，交代按压注意事项	38.4	40.0	33.2	34.3	35.2	37.0	32.5	31.3	32.4	33.9	34.8
	合　计：	2346.3	2327.5	2297.2	2309.4	2387.0	2314.3	2293.4	2310.9	2300.7	2369.0	2325.6
扫描	1.医务人员认真阅读申请单	5.5	7.2	5.1	6.1	4.0	4.5	4.2	6.5	5.9	7.0	5.6
	2.核对信息（住院号/门诊号、病人姓名、性别、年龄、检查部位）	7.7	11.7	9.3	32.5	9.7	7.5	10.1	10.9	14.9	11.2	12.6
	3.检查前患者用药	33.6	16.9	13.4	30.0	33.0	30.0	22.6	37.7	25.1	53.8	29.6
	4.呼吸训练	93.6	60.3	60.1	60.3	60.5	120.0	120.4	60.4	60.1	60.3	75.6
	5.调取患者信息，确定扫描部位	9.7	7.9	6.5	5.5	12.7	11.9	5.9	8.1	6.9	7.3	8.2
	6.设置规范扫描方案	20.8	11.6	15.5	12.9	11.3	10.1	7.6	8.8	9.8	7.4	11.6
	7.时相监测	60.2	120.1	60.4	60.6	120.1	60.4	60.3	60.3	120.0	60.5	78.3
	8.正确扫描	50.0	57.0	57.9	60.2	60.0	48.5	48.1	60.1	41.5	56.9	54.0
	9.传输图像信息	210.0	190.0	150.0	160.0	170.0	190.0	220.0	273.0	190.0	199.0	195.2
	10.按规范打片	60.0	60.1	56.8	112.0	43.8	47.2	42.9	60.0	48.3	49.9	58.1
	合　计：	551.1	542.8	435.0	540.1	525.1	530.1	542.1	585.8	522.5	513.3	528.8
书写报告	1.核对信息（住院号/门诊号、病人姓名、性别、年龄、检查部位）	5.0	10.0	5.0	10.0	15.0	10.0	5.0	10.0	12.0	9.0	9.1
	2.认真阅读申请单、病史、其他检查结果等	120.0	120.0	126.0	117.0	125.0	129.0	119.0	125.0	123.0	140.0	124.4
	3.在后处理上调取图像	183.0	190.0	187.0	194.0	197.0	186.0	173.0	185.0	200.0	178.0	187.3
	4.评价图像质量	10.0	10.0	9.0	8.0	7.0	15.0	13.0	17.0	16.0	19.0	12.4
	5.做钙化积分	30.0	32.0	39.0	34.0	60.0	61.0	45.0	49.0	47.0	64.0	46.1
	6.做心功能分析	20.0	20.0	25.0	34.0	32.0	28.0	30.0	29.0	35.0	27.0	28.0

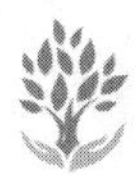

续表

岗位名称	岗位工作内容	工作时间/秒										
		1	2	3	4	5	6	7	8	9	10	平均值
	7.仔细阅读所有图像、做心脏后处理	320.0	360.0	329.0	346.0	304.0	316.0	301.0	300.0	354.0	326.0	325.6
	8.打印胶片	25.0	15.0	30.0	15.0	18.0	32.0	19.0	16.0	24.0	29.0	22.3
	9.传输图像	5.0	8.0	10.0	6.0	7.0	7.0	5.0	12.0	9.0	10.0	7.9
	10.在PACS(医学影像信息系统)上调取病人信息	5.0	5.0	6.0	9.0	7.0	10.0	9.0	8.0	10.0	6.0	7.5
	11.按规定描写影像学表现	183.0	251.0	187.0	252.0	264.0	213.0	189.0	194.0	198.0	257.0	218.8
	12.做出恰当的影像学诊断	131.0	129.0	174.0	120.0	189.0	181.0	167.0	175.0	190.0	125.0	158.1
	13.有危急值需报危急值	65.0	124.0	67.0	69.0	110.0	106.0	120.0	68.0	73.0	86.0	88.8
	14.判断图像是否保留	9.0	5.0	10.0	11.0	6.0	8.0	12.0	9.0	7.0	8.0	8.5
	15.签名	3.0	3.0	4.0	3.0	2.0	3.0	5.0	3.0	4.0	3.0	3.3
	合　计:	1114.0	1282.0	1208.0	1228.0	1343.0	1305.0	1212.0	1200.0	1302.0	1287.0	1248.1
审核报告	1.调取病人	30.0	20.0	30.0	25.0	21.0	26.0	31.0	20.0	26.0	24.0	25.3
	2.核对信息(住院号/门诊号、病人姓名、性别、年龄、检查部位)	185.0	196.0	187.0	183.0	192.0	184.0	180.0	187.0	185.0	179.0	185.8
	3.认真阅读申请单、病史、其他检查结果等	731.0	725.0	761.0	746.0	726.0	734.0	729.0	694.0	709.0	713.0	726.8
	4.仔细阅读所有图像	78.0	96.0	92.0	87.0	83.0	92.0	85.0	93.0	97.0	96.0	89.9
	5.按规定修改影像学表现或驳回报告	97.0	67.0	121.0	125.0	154.0	129.0	105.0	98.0	100.0	116.0	111.2
	6.修改影像学诊断	67.0	69.0	81.0	79.0	86.0	80.0	76.0	72.0	74.0	80.0	76.4
	7.签名	12.0	19.0	17.0	16.0	15.0	15.0	12.0	19.0	18.0	14.0	15.7
	合　计:	1200.0	1192.0	1289.0	1261.0	1277.0	1260.0	1218.0	1183.0	1209.0	1222.0	1231.1
整理报告	1.核对片上的检查号、姓名与片袋上是否一致,胶片装入片袋	27.7	24.8	35.3	26.3	32.8	26.3	25.3	30.2	28.3	32.1	28.9
	2.核对报告单上的信息,并装入片袋内	12.7	15.2	9.8	12.9	13.2	11.6	15.2	13.4	12.3	14.2	13.1
	3.核对胶片是否装齐	22.4	20.8	19.3	20.1	17.6	22.5	21.9	20.1	22.0	18.1	20.5
	合　计:	62.8	60.8	64.4	59.3	63.6	60.4	62.4	63.7	62.6	64.4	62.4
发送报告	将胶片及报告送至临床科室	1060.0	1231.9	1023.3	1075.1	1054.6	1041.0	997.8	1025.7	1152.1	1075.8	1073.7
	合　计:	1060.0	1231.9	1023.3	1075.1	1054.6	1041.0	997.8	1025.7	1152.1	1075.8	1073.7
总计		6878.7	7180.7	6982.6	7062.3	7181.2	6996.9	6866.6	6897.8	7100.3	7063.8	7021.1

注:测量时间时,由多人完成同一检查环节,取其耗时均数。

4.分类核算科室真实成本,将真实成本纳入绩效核算

(1)核算科室总成本。

价格成本比作为点值的调节系数,其核心是要知晓科室的真实成本。按照医院科室成本核算三级分摊原则,核算二级分摊后放射科真实的科室全成本。核算结果显示,2019年1—8月放射科科室全成本为16560345.62元。

表2-14　2019年1-8月放射科成本支出汇总表

部门	支出项目名称	金额/元
院本部放射科	人力成本	6438285.50
	折旧、维修、维保	5849997.48
	水电费	165874.95
	材料费	3781592.80
	其他	259719.88
一分院放射科	折旧、维修、维保	15225.84
	水电费	24472.43
三分院放射科	折旧、维修、维保	18032.66
	水电费	7144.08

(2)将真实成本纳入绩效核算。

将真实成本纳入绩效核算有两条具体路径：一是核算价格成本比，作为项目点值的调节系数；二是核算绩效占比，作为项目总点价值的调节系数。核算结果显示，2019年1—8月放射科价格成本比为47.73%，绩效占比为19.82%。

表2-15　2019年1—8月放射科绩效占比明细表

时间	价格/元	真实成本/元	科室纯收入/元	绩效合计/元	价格成本比	绩效占比
2019年1—8月	34692637	16560345.62	18132291.37	3593016	47.73%	19.82%

实际绩效占比即为每个检查项目的点值占比，以此推算出每个检查项目的总点价值。进而将价格成本比及绩效占比代入公式测算出项目总点价值。以"冠状动脉CTA""胸部正侧位DR""CT：上腹部平扫+增强"为例，其代入价格成本比及绩效占比后核算的项目总点价值分别为88.85、10.45、57.39。

表2-16　放射科部分检查项目总点价值示例

序号	项目名称	项目价格/元	项目总点价值
1	冠状动脉CTA	857.8	88.85
2	胸部正侧位DR	100.9	10.45
3	CT：上腹部平扫+增强	554.2	57.39

(3)岗位在项目中实际绩效体现：岗位点单价。

更进一步，根据各项目岗位点值核算岗位点单价，体现岗位在项目中实际绩

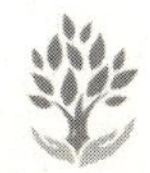

效。以冠状动脉CTA为例，登记/报告整理岗位（对应登记环节）、穿刺护士岗位（对应注射环节）、摆位护士岗位（对应摆位环节）、技术员岗位（对应扫描环节）、报告医生岗位（对应书写报告环节）、审核医生岗位（对应审核报告环节）、报告发放岗位（对应发送报告环节）等各岗位核算后的岗位点单价分别为3.83、16.38、16.57、13.59、18.78、17.16、2.54。

表2-17　放射科部分检查项目岗位点单价明细表

检查项目	岗位	岗位点值	总点值	角色系数	项目总点价值	岗位点单价
冠状动脉CTA	登记/报告整理	10.4	241.3	0.04	88.85	3.83
	穿刺护士	44.5		0.18		16.38
	摆位护士	45.0		0.19		16.57
	技术员	36.9		0.15		13.59
	报告医生	51.0		0.21		18.78
	审核医生	46.6		0.19		17.16
	报告发放	6.9		0.03		2.54
CT:上腹部平扫+增强	登记/报告整理	10.4	232.5	0.04	57.39	2.57
	穿刺护士	43.1		0.19		10.64
	摆位护士	40.5		0.17		10.00
	技术员	38.0		0.16		9.38
	报告医生	49.8		0.21		12.29
	审核医生	43.8		0.19		10.81
	报告发放	6.9		0.03		1.70
MRI:颈部平扫	护士	32.5	160.4	0.20	71.98	14.59
	技术员	37.9		0.24		17.01
	报告医生	43.6		0.27		19.57
	审核医生	38.1		0.24		17.10
	报告发放	8.3		0.05		3.72

注：角色系数是放射科各岗位工作人员的岗位点值在每一个检查项目的总点值中所占比例。

5.质量控制纳入评价

（1）制定各岗位质量控制标准。

放射科内部制定了各岗位的质量评价方法及评价标准。以图像质量评价方法及标准为例，其中包括错照与漏照、调错病人、签字码错误等12项质量控制具体项目，并将其转化为绩效核算中的具体扣罚部位。

表2-18　放射科图像质量评价内容及方法

代码	项目	备注	扣罚部位
A	错照与漏照	如:照左手,照成右手;少照部位	-4
B	调错病人	如:照张三,结果照成李四	-3
C	签字码错误	如:左、右标志错误	-2
D	胃充盈不好		-1
E	伪影,影响图像质量		-1
F	定位像错误		-1
G	图像未扫描完未补扫		-1
H	投照不规范	如:胸部投照,双手在片内,双肩大部分未旋出等	-1
I	与医嘱不符	如:多照;医嘱为上腹部和盆腔CT平扫,投照野出现下腹部图像等	-1
J	忘记传图		-1
K	扫描视野FOV过宽或者过窄		-1
L	血管实相差		-1

(2)在PACS系统中实现图像乙级统计。

放射科图像质量评级在PACS系统自动实现,在提高效率的同时也保证了质量。

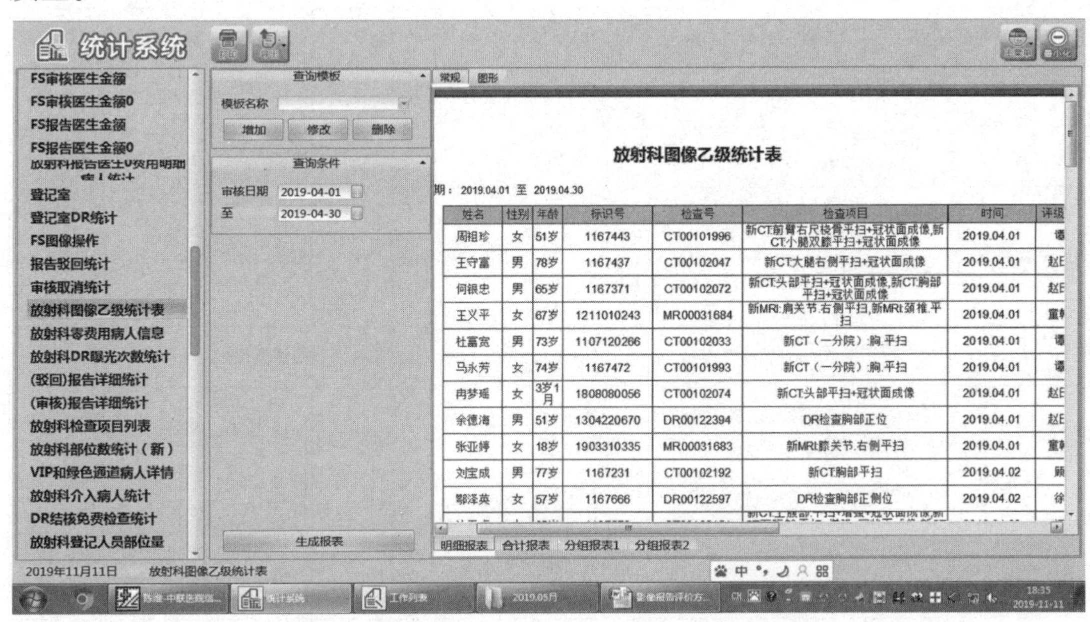

图2-9　放射科在PACS系统中实现图像乙级统计

(3)将质控结果转化为绩效核算指标。

放射科根据各岗位质量控制标准中的每一项标准进行评估,依据其对质量影

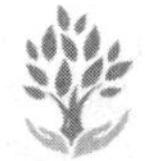

响的严重程度将质量控制评价标准逐条转化为绩效核算中具体的扣罚部位。以图像质量评价标准为例，具体办法为：根据放射科内部制定的图像质量评价标准（其中包括错照与漏照、调错病人、签字码错误等12项质量控制标准），根据其影响图像质量的严重程度，将其转化为绩效核算中具体的扣罚部位。

表2-19　2019年4月放射科图像乙级统计表

姓名	性别	年龄	检查号	检查项目	分类归属	时间	评级医生	乙级原因	责任人	扣罚部位数
周××	女	51岁	CT00101996	新CT：前臂右尺桡骨平扫+冠状面成像；新CT：小腿双膝平扫+冠状面成像	CT平扫+重建	2019-04-01	谭××	定位像错误	王××	-2
王××	男	78岁	CT00102047	新CT：大腿右侧平扫+冠状面成像	CT平扫+重建	2019-04-01	赵××	与医嘱不符	薛××	-1
何××	男	65岁	CT00102072	新CT：头部平扫+冠状面成像；新CT：胸部平扫+冠状面成像	CT平扫+重建	2019-04-01	赵××	定位像错误	薛××	-2
王××	女	67岁	MR00031684	新MRI：肩关节右侧平扫；新MRI：颈椎平扫	MRI平扫2	2019-04-01	童××	图像模糊	黄××	-1
杜××	男	73岁	CT00102033	新CT(一分院)：胸部平扫	CT平扫	2019-04-01	谭××	图像未扫描完未补扫	张××	-1
马××	女	74岁	CT00101993	新CT(一分院)：胸部平扫	CT平扫	2019-04-01	谭××	图像未扫描完未补扫	张××	-1
冉××	女	3岁	CT00102074	新CT：头部平扫+冠状面成像	CT平扫+重建	2019-04-01	赵××	错照部位	薛××	-4
余××	男	51岁	DR00122394	DR检查胸部正位	X线摄影	2019-04-01	赵××	异物重照	张××	-1
张××	女	18岁	MR00031683	新MRI：膝关节右侧平扫	MRI平扫1	2019-04-01	童××	忘记传图	黄××	-1
刘××	男	77岁	CT00102192	新CT：胸部平扫	CT平扫	2019-04-02	顾××	定位像错误	曾××	-2
鄂××	女	57岁	DR00122597	DR检查胸部正侧位	X线摄影	2019-04-02	徐××	调错病人	丁××	-3
沈××	女	65岁	CT00102151	新CT：上腹部平扫+增强+冠状面成像；新CT：下腹部平扫+增强+冠状面成像；新CT：盆腔平扫+增强+冠状面成像	CT平扫+增强	2019-04-02	江××	多了胸部	郑××	-1
任××	女	76岁	MR00031752	新MRI：颈部平扫	MRI平扫1	2019-04-02	童××	图像模糊	钟××	-1
李××	男	69岁	CT00102294	新CT：上腹部平扫+增强+冠状面成像	CT平扫+增强	2019-04-03	胡××	平扫、动脉期肝顶未扫描完未补扫	艾××	-1
王××	男	89岁	CT00102481	新CT：胸部低剂量	CT平扫	2019-04-04	胡××	层厚间距不符	艾××	-1
周××	男	32岁	CT00102389	新CT：腰椎平扫+冠状面成像；新CT：前臂右肘平扫+冠状面成像	CT平扫+重建	2019-04-04	樊××	定位像错误	张××	-2

6.点价值在绩效中的体现

(1)统计工作量。

利用PACS汇总人员工作量，实现11类项目的岗位工作量量化到具体的

个人。

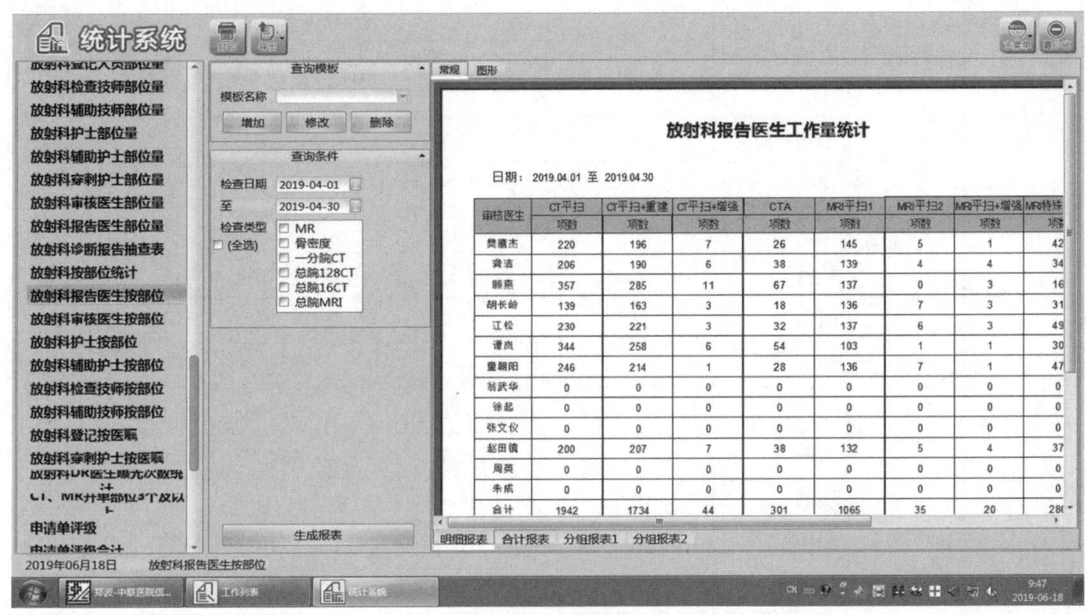

图2-10 PACS系统量化工作量界面

(2)点价值在绩效中的体现。

以审核医生邓××为例，2019年4月执行“CT：胸部平扫”“CT：胸部平扫+冠状面成像”“MRI：颈部平扫”分别为88次、75次、53次。“CT：胸部平扫”“CT：胸部平扫+冠状面成像”“MRI：颈部平扫”点单价分别为10.29、10.29、17.10。“CT：胸部平扫+冠状面成像”项目扣罚2个部位。则当月邓××的点值绩效总额=88×10.29+(75−2)×10.29+53×17.1=2562.99元。

表2-20 2019年4月放射科工作人员绩效统计

岗位	执行人员	点值计算	CT平扫		MRI平扫	点值绩效总额
			CT：胸部平扫	CT：胸部平扫+冠状面成像	MRI：颈部平扫	
审核医生	邓××	项数	88	75	53	
		扣罚	0	−2	0	
		点单价	10.29	10.29	17.10	
		绩效	905.52	751.17	906.30	2562.99
报告医生	龚×	项数	58	47	42	
		扣罚	−1	−2	−1	
		点单价	13.63	13.63	19.57	
		绩效	776.91	613.35	802.37	2192.63

续表

岗位	执行人员	点值计算	CT平扫		MRI平扫	点值绩效总额
			CT:胸部平扫	CT:胸部平扫+冠状面成像	MRI:颈部平扫	
技术员	陈×	项数	66	52	31	
		扣罚	−2	0	0	
		点单价	12.01	12.01	17.01	
		绩效	768.64	624.52	527.31	1920.47
护士	李××	项数	60	55	25	
		扣罚	0	−1	0	
		点单价	11.32	11.32	14.58	
		绩效	679.20	611.28	364.50	1654.98
登记人员	谢×	项数	102	88	—	
		扣罚	0	0	0	
		点单价	2.47	2.47	—	
		绩效	251.94	217.36	—	469.30
发放人员	李××	项数	108	76	41	
		扣罚	0	0	0	
		点单价	2.44	2.44	3.72	
		绩效	263.52	185.44	152.52	601.48

注:登记人员在MRI平扫项目中未设置相应点单价值,故为“—”,下同。

(四)核心点值表达

X线摄影、CT平扫、“CT平扫+增强”、CT血管成像、MRI平扫、“MRI平扫+增强”、MRI特殊成像点值分别为109.4、168.6、232.5、241.3、160.4、192.3、194.9。

表2-21　放射科各诊室汇总表

岗位	检查项目点值						
	X线摄影	CT平扫	CT平扫+增强	CT血管成像	MRI平扫	MRI平扫+增强	MRI特殊成像
登记/报告整理	8.2	8.2	10.4	10.4	—	—	—
穿刺护士	—	—	43.1	44.5	—	50.1	50.1
摆位护士	—	35.6	40.5	45	32.5		
技术员	31.1	34.9	38	36.9	37.9	41.4	42.6
报告医生	33.8	45.3	49.8	51	43.6	48.2	49.6
审核医生	31.6	38.1	43.8	46.6	38.1	45.7	45.7
报告发放	4.7	6.5	6.9	6.9	8.3	6.9	6.9
总计	**109.4**	**168.6**	**232.5**	**241.3**	**160.4**	**192.3**	**194.9**

注:“—”表示该项目无该环节。

（五）优劣简要评价

1. 优点

一是点值法的测算既涵盖了工作人员的职称、学历等固有因素，也体现了工作人员的工作量、风险因素等，使工作人员的劳动价值得到全面体现。二是由于点值法相对公平地反映了工作人员的劳动价值，更好地调动了工作人员的工作积极性。三是将价格成本比真正纳入绩效考核中，并且实现了质控体系与绩效考核的紧密结合。

2. 尚存不足

一是部分岗位因技术水平、技术风险等相对较高，单位点值较高，而本岗位每日工作人员相对较少，故点值绩效考核方式与原绩效考核方式相差很大。二是目前所测算出的点值各岗位差异较大，而工作人员点值与绩效直接相关。如在科内公布点值，是否会产生导致科内不稳定的因素？能否将其余额外工作量通过点值法进行核定？

为了确保点数法绩效核算方法顺利实施，未来将加强与重庆中联信息产业有限责任公司沟通，完善统计报表，根据实际工作情况，继续优化价格成本比，将这一因素纳入点值法绩效核算中，并对各环节点值再次进行核算。

二、康复疼痛科

（一）评估体系产生背景

1. 国家政策

2017年1月人力资源社会保障部、财政部、国家卫生计生委、国家中医药管理局联合颁发的《关于开展公立医院薪酬制度改革试点工作的指导意见》（人社部发〔2017〕10号）指出，探索建立适应我国医疗行业特点的公立医院薪酬制度，完善正常调整机制，健全激励约束机制，以增加知识价值为导向进行分配，着力体现医务人员技术劳务价值，规范收入分配秩序，逐步实现公立医院收入分配的科学化和规范化。因此，积极构建科学、有效的临床医师绩效考核与分配模式，体现医疗服务技术劳务价值，并建立动态调整机制，做到多劳多得、优绩优酬，充分调动广大医务人员参与改革的积极性、主动性是医院管理内容的当务之急。

2. 重庆政策

2017年6月重庆市卫计委下发的《重庆市公立医院及工作人员绩效考核指导意见（试行）》对单位工作人员的绩效考核部分指出，工作人员的考核结果与个人

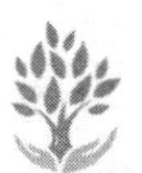

薪酬水平直接挂钩。在分配中坚持多劳多得，优绩优酬，向关键岗位和紧缺岗位、高风险和高强度岗位、高层次人才、业务骨干和做出突出成绩的医务人员倾斜，体现知识、技术、劳务、管理等要素的价值。因此，打造符合医疗行业特点、以知识价值为导向的公立医院薪酬体系，成为推动公立医院改革的重要抓手。

3.康复疼痛科选择点值法的原因

薪酬制度改革已成为公立医院改革的重要内容，公立医院绩效薪酬考评模式有：工作量考评模式、系数考评模式、以收支结余为基础的综合考评模式。而合理体现医务人员技术劳务价值是薪酬制度改革成功的关键。以资源为基础的相对价值比率法因能客观量化医务人员技术劳务价值，越来越受到公立医院管理者的关注。康复疼痛科治疗项目人工操作部分一直以来存在：收费低、人力成本高、强度及难度高、付出与经济收入不对等等问题。为了体现公平公正、多劳多得，细化工作量，不仅考虑项目的价格，还考虑康复项目的难度、强度、时间等因素，进行综合评价。因此，2018年3月至2019年10月康复疼痛科在重庆市医院成本管理研究中心指导下采用点值法，对康复疼痛科康复治疗师绩效进行考核，取得了一定效果。

（二）指标选择及权重

1.主要指标

主要指标参照重庆市医院成本管理研究中心设计的指标体系，其含操作时间、技术水平、工作强度、技术风险、价格成本比等5个评价维度（具体内涵见前述）。根据重庆市医院成本管理研究中心2011年2000项左右医疗服务项目核算结果计算。

2.评级评分

采用序数法与基数法相结合的办法进行定级与评分：

(1)操作时间。

操作时间为每个岗位操作时间实际测量10次的平均值。操作时间评分规则为：按照所有项目操作的时间均值进行分级，在等级的分值区间按照百分制对应评分。具体分为：以操作时间为评分依据，按操作时间长短评分如下：一级：0–19分钟，二级：20—39分钟，三级：40—59分钟，四级：60—79分钟，五级：80—100分钟。

(2)工作强度。

工作强度要素由活化劳动强度和体力劳动强度两个支撑内容构成，具体权重

设计为：活化劳动强度与体力劳动强度各占60%和40%，即活化劳动强度评分范围为0—60分，体力劳动强度评分范围为0—40分。工作强度要素得分为活化劳动强度和体力劳动强度得分之和。采用改良的德尔菲法对所有项目按照评价标准进行分级，根据分级后所在等级的分值区间进行评分。以运动疗法为例，专家评级为三级，专家评分为50.79分。

表2-22 康复疼痛科工作强度要素评级评分规则

等级	活化劳动强度	体力劳动强度
一级	0—12	0—8
二级	13—24	9—16
三级	25—36	17—24
四级	37—48	25—32
五级	49—60	33—40

(3)技术水平。

技术水平要素由学历、职称、培训3个支撑内容构成，权重设计为：学历、职称、培训各占30%、30%、40%，即学历评分范围为0—30分，职称评分范围为0—30分，培训评分范围为0—40分，技术水平得分为学历、职称、培训得分之和。用改良的德尔菲法对所有项目按照评价标准进行分级，根据分级后所在等级的分值区间进行评分。以运动疗法为例，专家评级为三级，专家评分为42.53分。

表2-23 康复疼痛科技术水平要素评级评分规则

等级	学历(30%)		职称(30%)		培训(40%)	
	学历等级	评分范围	职称等级	评分范围	培训等级	评分范围
一级	中专	0—6	无	0—6	无	0—8
二级	大专	7—12	初级	7—12	一般培训	9—16
三级	本科	13—18	中级	13—18	短期岗位培训	17—24
四级	硕士	19—24	副高	19—24	规范化培训	25—32
五级	博士	25—30	正高	25—30	专业技术培训	33—40

(4)技术风险。

技术风险要素由有害物风险、与患者接触风险、诊疗操作风险、判读风险四个支撑内容构成，具体权重设计为：有害物风险、与患者接触风险、诊疗操作风险、判读风险各占20%、20%、30%、30%，即有害物风险评分范围为0—20分，与患者接触风险评分范围为0—20分，诊疗操作风险评分范围为0—30分，判读风险评分范围为0—30分，技术风险得分为有害物风险、与患者接触风险、诊疗操作风险、判读风险得分之和。用改良的德尔菲法对所有项目按照评价标准进行分级，根据分级后所在等级的分值区间进行评分。以运动疗法为例，专家评级为三级，专家评分为48.55分。

表2-24　康复疼痛科技术风险要素评级评分规则

等级	有害物风险(20%)		与患者接触风险(20%)		诊疗操作风险(30%)		判读风险(30%)	
	有害物等级	评分范围	患者接触等级	评分范围	诊疗操作等级	评分范围	判读风险等级	评分范围
一级	无	0—4	无	0—4	无	0—6	无	0—6
二级	轻且少	5—8	少	5—8	少	7—12	一般	7—12
三级	中等	9—12	中等	9—12	中等	13—18	中等	13—18
四级	重且多	13—16	密切	13—16	较大	19—24	较大	19—24
五级	危险	17—20	危险	17—20	高	25—30	高	25—30

(5)价格成本比。

重庆九院2011年2000项左右医疗服务项目成本核算结果显示73%的项目存在亏损。根据该研究结论推导重庆九院有73%的医疗服务价格成本比小于1。首先，对价格成本比的比值进行分级。为满足统计学正态分布的要求，将0.4作为分段间距：一级(0—0.40)，二级(0.41—0.80)、三级(0.81—1.20)，四级(1.21—1.60)，五级(>1.61)。其次，根据分级，在等级的分值区间按照百分制对应评分。以运动疗法为例，价格成本比为0.83，专家评级为三级，专家评分为42分。

3.权重设置

康复疼痛科权重设置原则包括体现医疗服务技术劳务价值的原则、以有效激励为导向的原则、以技术难度为重点的原则、体现岗位风险的原则、体现项目价格收益与相对真实成本核算要素整体关系的原则。经过两轮专家集中咨询形成康复疼痛科最终的要素权重。基于体现岗位风险原则，康复疼痛科将科室内所有项目进行分类，共形成评价项目、针灸项目、推拿项目、物理因子、康复项目五类项目(这个分类是康复疼痛科根据自身科室执行项目分类的，国家没有统一标准)，每类操作时间、工作强度、技术水平、技术风险、价格成本比等5要素权重各不相同。

表2-25 康复疼痛科各类项目权重设置概况

项目类别	工作时间	工作强度	技术水平	技术风险	成本/价格
评价项目类	10%	15%	30%	25%	20%
针灸项目类	15%	20%	35%	20%	10%
推拿项目类	15%	35%	25%	15%	10%
物理因子类	20%	15%	25%	30%	10%
康复项目类	20%	25%	25%	20%	10%

（三）实施过程特点

1.项目分类及归类

康复疼痛科点值法实施分为两个阶段：第一阶段按照判读类、治疗类、护理类进行分类，总共收集项目36项。

表2-26 康复疼痛科第一阶段项目分类概况

序号	项目类别	具体项目
1	判读类	入院体检、治疗方案、生活能力评估、康复评估等4项
2	治疗类	运动疗法、手功能治疗、偏瘫肢体训练、言语治疗、截瘫训练、关节松动训练、电动起立训练、超短波治疗、低频脉冲治疗、颈椎电动牵引、调制中频治疗、腰椎电动牵引、直流电治疗、中医定向透药、手法推拿、普通电针治疗、普通针刺、针刺运动治疗、穴位贴敷治疗、隔物灸治疗、艾条灸治疗、普通拔罐治疗、温针灸治疗、游走罐治疗、梅花针治疗、放血治疗等26项
3	护理类	二级护理、静脉输液、雾化吸入、更换引流袋、灌肠、导尿等6项

并详细列出每项康复治疗项目的操作流程及内容、时间、岗位要求、难度系数。以直流电治疗、颈椎电动牵引、普通电针治疗为例：

表2-27 直流电治疗、颈椎电动牵引、普通电针治疗作业流程核定

作业库	作业内涵	作业时间
直流电治疗	查对医嘱、核对病人信息、沟通、患者摆放体位	2分钟
	将仪器接通电源，缓慢旋转电位器，调节电流，使电流表指针平稳上升	3—5分钟
	根据治疗需要将患者手、脚浸入治疗盆中，保持稳定不动。另一个辅极置于患者肢体近端或颈背、腰骶部，然后调节电流输出	2—3分钟
	根据疾病和医嘱选择程序处方，调节治疗强度	1分钟
	治疗时间20分钟，每5—10分钟巡视患者，根据患者的感觉和耐受程度调节电流量	2分钟
	治疗完毕，取下电极，关闭电源；协助患者离开	2分钟
	仪器及电极板清洁、消毒	2分钟
	签单、记账	2分钟

续表

作业库	作业内涵	作业时间
颈椎电动牵引	查对医嘱、核对病人信息、沟通、交代注意事项、洗手	2分钟
	准备工作：检查仪器是否正常运行，准备毛巾、牵引带	2分钟
	操作方法与步骤：一般采取坐位牵引（仰卧位牵引适合寰枢椎半脱位或颈椎骨折的患者），牵引带分别托住下颌和后枕部。根据颈椎病变部位及颈椎曲度选择角度，可以采取中立位、前屈位或后伸位，中立位和前屈位较常用。根据颈椎类型和节段决定前屈角度。上位颈椎采取中立位，下位颈椎多采取前屈位牵引，角度10°—30°，椎动脉型和轻的脊髓型颈椎病采取中立位牵引。牵引时间以15—30分钟为宜。一般从4千克开始，通常3—5天增加1千克。症状改善可维持此重量，最大达10—12千克	5分钟
	治疗过程20—30分钟，每5—10分钟巡视1次，每次1分钟	3分钟
	注意事项：如果牵引过程患者出现头晕心慌、出冷汗或症状加重，应立即终止牵引，并进行相应处理	3—5分钟
	治疗结束注意缓慢解除牵引力后取下牵引带，患者静坐片刻无不舒服再站起离开	2分钟
	整理、洗手、记录	2—5分钟
普通电针治疗	查对医嘱、核对病人信息、沟通、患者摆放体位	2分钟
	准备工作：准备电针仪、一次性毫针（无菌针灸针）、消毒用品；洗手	2分钟
	辨证（询问病史、查体，检查脉象、舌苔，观察针灸部位皮肤，了解病人的体质及对疼痛的耐受状况等），根据病情选择1—20个穴位，穴位消毒，根据病情及腧穴特点选择进针的深度、角度及刺激量	10—20分钟
	将电针仪的输出电极连接在毫针针柄上，根据病情，选择适宜的电脉冲波型，变换频率、刺激强度、治疗时间	5—10分钟
	观察病人的感受，留针20—30分钟	20—30分钟
	拔针、观察有无出血	3—5分钟
	协助患者穿衣起床，交代注意事项	2分钟
	整理、终末处理、洗手、记录	2—5分钟

2.项目流程划分

康复疼痛科在评价初期根据岗位设置特点，将科内流程分为“医嘱核对—操作前评估—项目操作—操作后处理—记录”等5个环节。由于康复疼痛科初期纳入的所有技师诊疗项目均由一名技师单独完成，故康复疼痛科与放射科不同，未将环节设为点值评价最小单元，而是将一个项目作为点值评价的最小单元。

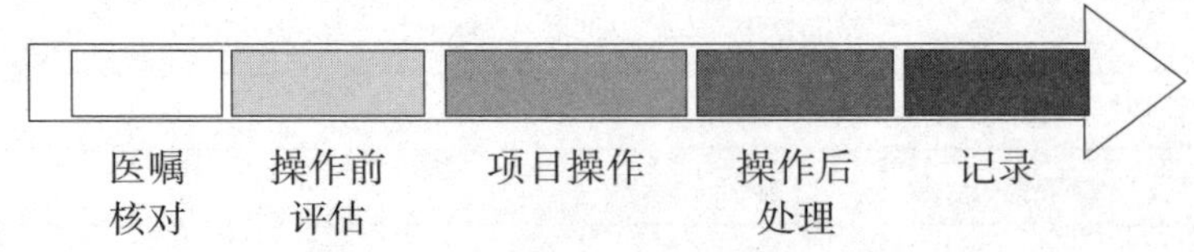

图2-11 康复疼痛科作业流程图

3.评价过程中的难点和关键点

(1)评价项目包括中医类、康复治疗类、物理因子类,对于同一类别项目,难度、强度、技术水平有可比性,但是跨类别时则不好比较。将物理因子类项目等的仪器操作定为低难度、低强度及低技术水平。最终点值是否合理还需要在试行的过程中进行验证。

(2)物理因子类项目时间评价准确性:物理因子类项目主要依靠仪器,操作人员完成操作后,仪器会自动治疗20—30分钟,工作人员只需要巡视1—2分钟,其间工作人员可以进行其他操作,经过讨论,仪器自动治疗时间不算入作业时间内。

4.点值实际应用

(1)模拟发放。

康复治疗师的奖金发放用点值法试行发放。发放方法:50%用点值来发放,50%用于岗位考核(10%用于特殊岗位,比如查对医嘱、记账、带教、协助管理等不直接产生点值的工作岗位,40%用于系数),最后进行整体调整。

对于没有进行评价的项目,用类似项目替换,替换项目如下:

"蜡疗→超短波;电子生物反馈→直流电×2;冲击波治疗→直流电×6;激光→超短波;体外反博→直流电×4;超声波→中医定向透药;紫外线→超短波;大关节粘连传统松解术→关节松动训练×4;肌力训练→运动疗法;康复评定→关节松动训练;ADL(日常生活活动)评定→偏训;器械训练→运动疗法;减重支持训练→运动疗法;手指点穴→手法推拿;吞咽训练、构音训练→言语治疗;颈推,腰推→关节松动训练×2;头针→普通针刺×0.5;增加一罐加收→普通拔罐;治脊→关节松动×2,基推×2"。

(2)效果评价。

表2-28 康复疼痛科康复治疗师点值方法模拟结果

姓名	2018年5月			2018年6月			2018年7月		
	总点值	点值发放	实际发放/元	总点值	点值发放	实际发放/元	总点值	点值发放	实际发放/元
曾××	43382.39	4014	5200	45798.52	3249	4000	53458.40	3590	4100
张××	48321.04	4228	5200	42933.91	3145	4000	50461.29	3480	4000
高××	46507.97	4149	5200	45965.65	3255	4000	50512.61	3482	4000
王××	61040.69	4974	5500	52591.50	3637	4200	45325.71	3440	4600
何××	53618.07	4652	5600	35605.90	3026	4200	18745.54	2467	4700
陈××	63438.87	5272	5500	75006.47	4590	4600	84195.82	5013	4500
黄××	59669.00	4528	5500	55420.29	3449	4400	55832.91	3529	4500

续表

姓 名	2018年5月			2018年6月			2018年7月		
	总点值	点值发放	实际发放/元	总点值	点值发放	实际发放/元	总点值	点值发放	实际发放/元
李××	88506.07	6166	6000	77931.77	4549	5000	71690.18	4406	5000
谢××	81412.58	6052	5500	73701.26	4543	4500	70948.35	4528	4500
唐××	73126.76	5112	5500	53887.68	3394	4200	55717.20	3525	4300

第一，整体评价。上表点值高的人员是PT（物理疗法）治疗人员，说明点值整体评价体现了难度高、强度大人员的价值。

第二，问题评析。一是“曾××、陈××”2位人员工作量点数6、7月增加，奖金下降。原因是科室整体收入下降或者没有获得科室规范化奖励。存在的问题是工作人员知晓自己的点数，但是奖金没有随着点数增加而增加，存在员工不理解，不稳定的可能。二是“何××”6、7月工作量点数低，与实际奖金发放不成正比，原因：完成床旁针灸治疗耗时，推拿拔罐等中医治疗项目收费低，点数低。此类工作人员的奖金按照点数发放存在不合理之处，因此实际发放的金额和调整力度就较大。三是此次项目评价选择了16项，但是康复治疗项目包括有60多项，在项目替换过程有误差，替换耗时间，项目的收集在HIS（医院管理信息系统）无法提取，具体到个人，目前采用工作人员每天自己统计，最后汇总的办法，可能存在统计不准确的问题。

（四）核心点值表达

运动疗法、手功能治疗、偏瘫肢体训练、言语治疗、截瘫训练、关节松动训练、电动起立训练、超短波治疗、低频脉冲治疗、颈椎电动牵引、调制中频治疗、腰椎电动牵引、直流电治疗、中医定向透药、手法推拿、普通电针治疗、普通针刺、针刺运动治疗、穴位贴敷治疗、隔物灸治疗、艾条灸治疗、普通拔罐治疗、温针灸治疗、游走罐治疗、梅花针治疗、放血治疗项目总点值见下表。

表2-29 康复疼痛科康复治疗师核心点值汇总表

项目名称	操作时间（10%）		工作强度（15%）		技术水平（30%）		技术风险（25%）		价格成本比（20%）		项目总点值
	评分	点值	评分	点值	评分	点值	评分	点值	评分	点值	
运动疗法	40	4.00	50.79	7.62	48.53	14.56	48.53	12.13	40.00	8.00	46.31
手功能治疗	45	4.50	33.05	4.96	49.42	14.83	34.60	8.65	36.50	7.30	40.24
偏瘫肢体训练	35	3.50	49.11	7.37	48.20	14.46	49.26	12.32	56.50	11.30	48.95
言语治疗	35	3.50	19.90	2.99	48.10	14.43	32.30	8.08	56.00	11.20	40.20

续表

项目名称	操作时间（10%）		工作强度（15%）		技术水平（30%）		技术风险（25%）		价格成本比（20%）		项目总点值
	评分	点值	评分	点值	评分	点值	评分	点值	评分	点值	
截瘫训练	45	4.50	50.55	7.58	50.60	15.18	50.55	12.64	56.50	11.30	51.20
关节松动训练	25	2.50	50.40	7.56	49.00	14.70	49.65	12.41	60.50	12.10	49.27
电动起立训练	13	1.30	14.50	2.18	16.10	4.83	30.22	7.56	75.50	15.10	30.97
超短波治疗	10	1.00	10.50	1.58	11.30	3.39	27.56	6.89	24.00	4.80	17.66
低频脉冲治疗	15	1.50	13.30	2.00	15.80	4.74	15.05	3.76	75.50	15.10	27.10
颈椎电动牵引	20	2.00	11.85	1.78	12.84	3.85	27.56	6.89	30.50	6.10	20.62
调制中频治疗	10	1.00	12.70	1.91	14.30	4.29	14.20	3.55	75.50	15.10	25.85
腰椎电动牵引	18	1.80	12.60	1.89	14.55	4.37	25.30	6.33	38.00	7.60	21.99
直流电治疗	13	1.30	11.35	1.70	12.70	3.81	12.75	3.19	23.00	4.60	14.60
中医定向透药	15	1.50	26.78	4.02	16.10	4.83	15.05	3.76	60.00	12.00	26.11
手法推拿	20	2.00	46.95	7.04	31.37	9.41	31.58	7.90	66.00	13.20	39.55
普通电针治疗	15	1.50	27.20	4.08	41.15	12.35	43.95	10.99	45.00	9.00	37.92
普通针刺	15	1.50	27.95	4.19	43.20	12.96	28.89	7.22	34.50	6.90	32.77
针刺运动治疗	18	1.80	29.50	4.43	45.10	13.53	45.05	11.26	50.00	10.00	41.02
穴位贴敷治疗	15	1.50	13.80	2.07	31.17	9.35	13.45	3.36	99.00	19.80	36.08
隔物灸治疗	15	1.50	27.30	4.10	13.79	4.14	46.30	11.58	54.00	10.80	32.12
艾条灸治疗	30	3.00	26.75	4.01	14.47	4.34	45.55	11.39	40.50	8.10	30.84
普通拔罐治疗	25	2.50	27.79	4.17	13.05	3.92	28.35	7.09	17.00	3.40	21.08
温针灸治疗	55	5.50	49.26	7.39	49.55	14.87	50.05	12.51	55.00	11.00	51.27
游走罐治疗	20	2.00	44.65	6.70	13.16	3.95	28.25	7.06	25.00	5.00	24.71
梅花针治疗	45	4.50	30.53	4.58	49.80	14.94	46.95	11.74	51.50	10.30	46.06
放血治疗	25	2.50	28.60	4.29	45.40	13.62	46.25	11.56	43.50	8.70	40.67

（五）优劣简要评价

1. 优点

点值法体现了公平公正的、多劳多得，可细化工作量，且整体评价可体现难度高、强度大人员的价值。

2. 尚存不足

一是点值固定，点单价不固定。工作中工作量总点值与本月绩效分配有关，但月际常出现点数增加，奖金下降。二是实际项目收费与工作量不匹配。完成床

旁针灸治疗耗时，推拿拔罐等中医治疗项目收费低，点数相应偏低，但此类工作临床不可或缺。此类工作人员的奖金按照点数发放存在不合理之处。三是高点值工作趋向性。总点值决定绩效。康复师趋向高点值工作，逐渐忽视床旁针灸、推拿拔罐等点数相应偏低工作，但此类工作临床不可或缺；按此长期发展下去将影响医疗整体质量效果。

三、消化内科

（一）评估体系产生背景

1. 公立医院绩效薪酬考评模式

当前公立医院绩效薪酬考评主要有3种模式：工作量考评模式、系数考评模式、以收支结余为基础的综合考评模式。其中，工作量考评模式是根据工作时间、难易程度等量化工作内容、设置相应系数；系数考评模式是在岗位、职务、职称等各个级别之间设置一定差距；以收支结余为基础的综合考评模式是以收支结余能力考评为主，同时对增收节支、服务数量和服务质量等进行考评。

2. 公立医院绩效工资的分配

公立医院医务人员绩效工资分配应与医务人员的业务收入完全脱钩；应构建基于工作量和工作效率的绩效薪酬管理体系；应对医务人员进行综合绩效考核，其中工作量是医务人员工作业绩的直接表现。《“十三五”深化医药卫生体制改革规划》明确提出“建立符合医疗卫生行业特点的编制人事和薪酬制度”。2017年7月国务院办公厅印发的《关于建立现代医院管理制度的指导意见》（国办发〔2017〕67号）也明确要求“建立适应医疗行业特点的薪酬制度，着力体现医务人员技术劳务价值”。所以，构建科学、合理的医护工作量评估体系有助于公平、准确地对医护人员进行综合评价，提高医护工作的积极性，更好地服务人民群众。

3. 消化内科选择点值法的原因

消化内科为重庆市医学重点学科，现有医师14人，护士32人：其中高级职称6人、中级22人、初级18人。在进行点值法试点以前，消化内科科室内部绩效考核分配总体经历了3个阶段：20世纪90年代初期实行平均分配（“大锅饭”），2000年开始进行绩效考核，2004年开始引入平衡计分卡。虽然引入平衡计分卡实现了医院对科室的绩效量化分配，但如何保证科室内部个人量化的“真实与公平”并激发科室活力一直是科主任及护士长决策的难点。因点值法具有量化到个人、真实反映医务人员的技术价值等特点，2018年消化内科采用本土化创新模式的点值法考核该科医护人员绩效。

（二）指标选择及权重

消化内科项目点值形成主要遵循4个步骤：一是列出评价要素，评价项目分数；二是确定要素权重；三是将要素评价分值按照权重计算，得到每个要素点值；四是点值小组论证、修改、确认。

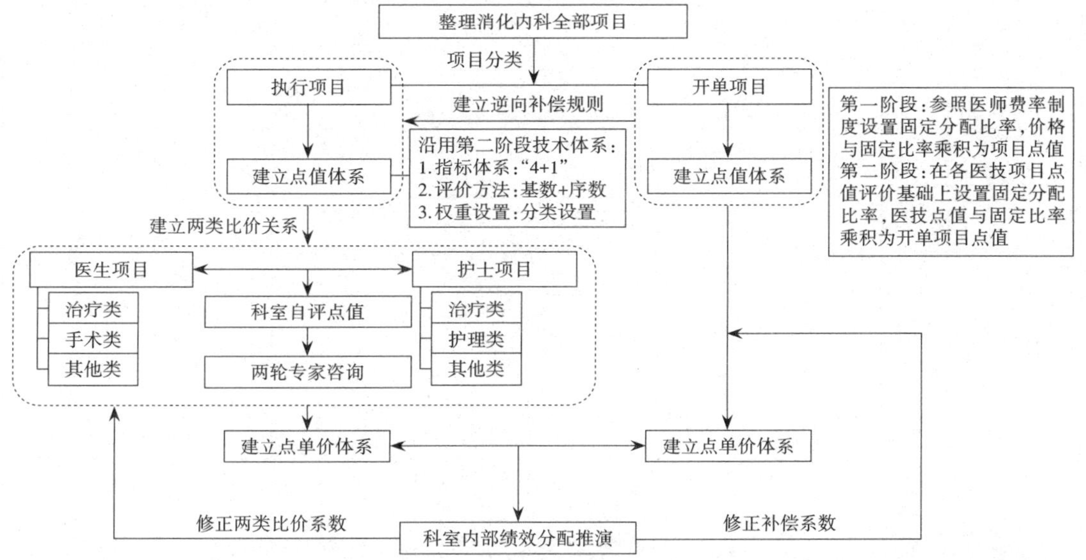

图2-12 消化内科点值法实施基本路线图

1.主要指标

主要指标参照重庆市医院成本管理研究中心设计的指标体系，其含操作时间、技术水平、工作强度、技术风险等4个评价维度（具体内涵见前述）。消化内科目前尚未将价格成本比纳入点值评价。

2.科室项目匹配

在重庆九院信息中心和财务科的配合下，消化内科自行整理过去两个月科室内部开展的所有项目，并将项目分为执行项目和开单项目两类。在项目整理完成后，消化内科向重庆市医院成本管理研究中心提供执行项目详细清单。重庆市医院成本管理研究中心根据消化内科提供的执行项目详细清单，完成以下工作：一是对接全国医疗服务价格项目规范工作手册（2012年版），具体包括项目编码、项目名称、项目内涵、内涵一次性耗材、除外内容、低值耗材、基本人力消耗及耗时、技术难度、技术风险、计价单位等多个内容的对接。二是对接重庆九院医疗服务项目成本核算。将重庆九院2012年作业成本核算的项目成本对应到各项目。三是对接中山大学肿瘤医院RBRVS点值。

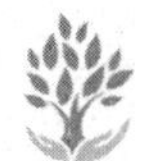

表2-30 消化内科项目对接情况样表

重庆九院项目					全国医疗服务价格项目规范工作手册(2012年版)										中山大学肿瘤医院RBRVS点值
费用类别	项目编码	项目名称	物价	项目成本	项目编码	项目名称	项目内涵	内涵一次性耗材	除外内容	低值耗材	基本人力消耗及耗时	技术难度	技术风险	计价单位	

3.评级评分

根据李克特五级量表法,将级别及评价分数分为五级100分(一级:0—19;二级:20—39;三级:40—59;四级:60—79;五级:80—100),主要是从时间赋值、技术水平要求、工作强度(活化、体力)、风险大小、价格成本比等几个维度对医护执行项目进行点值要素分级赋值。在具体评分中,医生执行项目和护士执行项目相互独立、分开评分。医生执行项目细分为治疗、手术、其他三小类,各小类权重及其比价关系不同;护士执行项目分为治疗、护理、其他三类,各小类权重及其比价关系不同。比价关系采用比例系数法。

4.权重设置

采用专家咨询法确定要素权重。在医生执行项目中,治疗类项目对技术水平、技术风险要求较高,对操作时间、工作强度要求较低,因此操作时间、技术水平、工作强度、技术风险权重分别设置为12.50%、37.50%、18.75%、31.25%。手术类项目对技术水平要求最高,其他三个要素要求几乎相当,因此操作时间、技术水平、工作强度、技术风险权重分别设置为22.00%、30.00%、20.00%、28.00%。其他类与治疗类类似,操作时间、技术水平、工作强度、技术风险权重分别设置为12.50%、37.50%、18.75%、31.25%。价格成本比作为调节系数。治疗、手术、其他三类比价关系最初设定为1:1.2:0.8。

表2-31　医生执行项目要素权重设置

项目类别	操作时间/%	技术水平/%	工作强度/%	技术风险/%
治疗类	12.50	37.50	18.75	31.25
手术类	22.00	30.00	20.00	28.00
其他类	12.50	37.50	18.75	31.25

在护士执行项目中，治疗类项目对技术水平、技术风险要求较高，对操作时间、工作强度要求较低，因此操作时间、技术水平、工作强度、技术风险权重设置分别为12.50%、37.50%、18.75%、31.25%。护理类项目偏重于工作强度、技术风险，因此操作时间、技术水平、工作强度、技术风险权重设置分别为22.22%、22.22%、27.78%、27.78%。其他类与治疗类类似。价格成本比作为调节系数。治疗、护理、其他三类比价关系最初设定为1∶1.2∶0.8。

表2-32　护理执行项目点值要素权重设置

项目类别	操作时间/%	技术水平/%	工作强度/%	技术风险/%
治疗类	12.50	37.50	18.75	31.25
护理类	22.22	22.22	27.78	27.78
其他类	12.50	37.50	18.75	31.25

（三）消化内科核心点值表达

点值小组成员将科室医护的收费项目按一般治疗、护理、操作、专科操作、手术项目等进行分类，再根据医生、护士执行项目点值要素的权重，从操作时间、技术水平、工作强度、技术风险、价格成本比等进行点值设置，得到每个项目的点值。

1.护士执行项目核心点值

护士执行项目核心点值表达如下：

表2-33　消化内科护士部分操作项目的点值生成

项目名称	操作时间		技术水平		工作强度		技术风险		点值
	测时/分钟	评分	评级	评分	评级	评分	评级	评分	
皮内注射	13	13	3级	56	3级	36/18	3级	56	50.25
皮下注射	11	11	3级	54	3级	33/16	3级	54	47.69
肌内注射	11	11	3级	52	3级	30/15	3级	52	45.56
静脉注射	20	20	3级	58	3级	38/20	3级	58	53.25
静脉注射使用注射泵推注加收	12	12	2级	35	2级	25/15	3级	45	36.19
动脉采血	20	20	4级	70	3级	35/20	3级	70	60.94
静脉采血	15	15	3级	50	3级	30/15	3级	50	44.69
静脉输液	15	15	3级	58	3级	40/20	3级	60	53.63

续表

项目名称	操作时间		技术水平		工作强度		技术风险		点值
	测时/分钟	评分	评级	评分	评级	评分	评级	评分	
静脉输液每增加一组加收	6	6	2级	25	2级	25/10	2级	30	26.06
输液泵辅助静脉输液	12	12	2级	35	2级	30/20	3级	45	38.06
静脉输血	40	40	4级	75	4级	45/25	4级	80	71.25
静脉输血每增加一组加收	30	30	3级	60	3级	30/20	4级	80	60.63
经外周静脉置入中心静脉导管术测压加收	30	30	4级	68	3级	35/25	3级	60	59.25
换药(小)	20	20	2级	35	2级	25/15	2级	38	35.00
换药(中)	30	30	2级	40	3级	28/18	2级	40	41.75
换药(大)	60	60	3级	50	3级	35/25	3级	50	53.13
换药(特大)	120	120	4级	65	4级	40/32	3级	60	71.63
胃肠减压	20	20	3级	50	3级	30/18	3级	50	45.88
胃管置管术	30	30	4级	70	3级	38/22	4级	76	65.00
胃管置管术注食	30	30	3级	52	3级	30/20	3级	55	49.81
胃管置管术注药	30	30	3级	55	3级	35/20	3级	58	52.81
一般灌肠	23	23	3级	50	3级	30/20	3级	42	44.13
保留灌肠治疗	40	40	3级	55	3级	36/20	3级	46	50.88
导尿	60	60	4级	70	4级	45/25	3级	58	65.00
导尿管留置	25	25	3级	50	2级	20/18	3级	50	44.63
膀胱冲洗	30	30	3级	48	3级	30/20	3级	45	45.19
氧气雾化吸入	25	25	3级	45	3级	32/20	3级	42	42.88
擦浴降温	30	30	3级	45	3级	26/34	2级	35	42.81
人工抠便	30	30	3级	46	3级	25/30	3级	46	45.69
引流管更换	20	20	3级	50	3级	38/20	3级	50	47.75
会阴擦洗	15	15	2级	25	2级	20/18	2级	30	27.75
使用电动防褥疮垫	15	15	1级	15	2级	15/20	1级	10	17.19
Ⅱ级护理	60	60	2级	38	3级	28/15	2级	38	41.69
Ⅰ级护理	110	110	4级	70	4级	46/30	4级	70	76.13
动脉置管护理	15	15	4级	66	3级	35/20	4级	66	57.56
静脉置管护理	10	10	3级	58	3级	30/20	3级	58	50.50
口腔护理	18	18	3级	45	3级	25/23	3级	45	42.19
吸痰护理	15	15	4级	68	4级	42/28	4级	70	62.38
引流管护理	15	15	3级	60	4级	40/25	3级	60	55.31

注:工作强度前后两个数字分别代表活化劳动和体力劳动的分值,下同。

2.医生执行项目核心点值

医生执行项目核心点值表达如下：

表2-34　消化内科医生部分操作项目的点值生成过程

项目名称	操作时间		技术水平		工作强度		技术风险		点值
	测时/分钟	评分	评级	评分	评级	评分	评级	评分	
胸腔穿刺术	40	40	3级	60	2级	24/8	3级	60	50.00
骨髓穿刺术	40	40	3级	55	2级	18/8	3级	50	44.50
肛门指检	30	30	3级	45	1级	12/4	1级	10	26.75
经外周静脉置入中心静脉导管术	100	100	5级	90	3级	36/20	4级	70	79.80
深静脉穿刺置管术	80	80	4级	80	3级	36/16	3级	60	68.80
经十二指肠镜胆道结石取出术	100	100	5级	90	5级	54/28	5级	85	89.20
腹腔穿刺术	30	30	3级	50	2级	18/8	3级	45	39.40
腹腔穿刺术放腹水治疗	100	100	3级	55	2级	24/12	3级	60	62.50
经内镜鼻胆管引流术(ENBD)	100	100	5级	85	5级	54/28	5级	85	87.70
经十二指肠镜乳头扩张术	100	100	5级	90	5级	54/28	5级	85	89.20
十二指肠乳头括约肌切开术	100	100	5级	100	5级	54/28	5级	90	93.60
经内镜奥狄氏括约肌切开取石术(ECT)	100	100	5级	95	5级	54/28	5级	90	92.10
经胃镜食管静脉曲张硬化治疗	60	60	4级	85	4级	42/20	4级	80	73.50
经胃镜食管静脉曲张套扎治疗	60	60	4级	80	4级	42/20	4级	80	72.00
经胃镜食管静脉曲张组织粘合治疗	60	60	4级	85	4级	48/20	4级	80	74.70
食管狭窄扩张术	100	100	4级	85	4级	42/20	4级	75	80.90
纤维胃十二指肠镜检查	20	20	3级	60	2级	30/8	4级	60	51.35
经胃镜电凝法特殊治疗	100	100	3级	45	2级	30/8	4级	60	59.90
经胃镜电切、射频、氩气刀治疗加收	60	60	3级	45	2级	30/8	4级	60	51.10
经胃镜取异物	60	60	4级	80	4级	48/20	4级	80	73.20
经胃镜止血	60	60	4级	65	4级	48/20	4级	75	67.30
经胃镜息肉肿物切除	100	100	4级	75	3级	36/16	4级	75	75.90
超声胃镜检查术	60	60	4级	60	3级	36/12	4级	70	61.48
窥镜图像报告	20	20	3级	45	3级	48/4	4级	65	50.09
消化系统使用电子镜加收	20	20	2级	25	2级	18/8	4级	65	35.30
局部浸润麻醉	30	30	3级	30	1级	12/4	4级	61	35.88
纤维结肠镜检查	20	20	4级	65	3级	42/16	4级	65	58.79
经肠镜电凝法特殊治疗	30	30	4级	65	3级	42/16	4级	70	57.30
经肠镜电切、射频、氩气刀治疗加收	30	30	4级	65	3级	42/8	4级	70	55.70
经肠镜肿物治疗每增加一个加收	30	30	4级	65	3级	42/8	4级	70	55.70
经肠镜息肉肿物切除	40	40	4级	80	3级	42/16	4级	80	66.80
胶囊内镜检查	100	100	4级	61	3级	48/8	3级	60	64.63

（四）实施过程的特点

1. 第一阶段

(1)分配方案。

消化内科内部成立点值法分配小组，小组成员分工合作，首先确定医护人员当月的执行项目，根据前期确定的每个执行项目的点值，得出医护人员执行点值。再通过信息系统提出医护人员判读点值(所有检验、检查费用×0.23)。小组讨论最终决定奖金分配原则，对根据收支结余(扣除管理成本)医院发放的科内奖金，进行二次分配，将总绩效的20%按照点值法计算绩效，以体现劳动价值。

其总体方案：医护绩效先按一定的比例分为医疗组绩效和护理组绩效，医疗组绩效和护理组绩效总盘子比例为1.0∶1.5，用医疗组和护理组各自的奖金总盘子除以医护各自的总点值，得到医护各自的点单价。

①医生组绩效分配公式。

➢医生组绩效总额=未纳入点值法发放绩效(占总绩效80%)+点值法发放绩效(占总绩效20%)

➢每个医生点值法发放绩效=医生点单价×每个医生总点值

➢医生点单价=总绩效的20%÷所有医生总点值

➢每个医生总点值=判读点值(所有检查费+检验费)×0.23+医生执行点值(诊查费+会诊费+治疗费)+基础系数点值

➢所有医生总点值=科室所有每个医生总点值之和

➢医生基础系数点值=按照职称核定的基础系数点值×工作日数

其中，住院医生基础系数点值为8，主治医生基础系数点值为10，副主任医生基础系数点值为11，主任医生基础系数点值为12。每个月工作日数定为24天。

②护理组绩效分配公式。

➢护理组绩效总额=未纳入点值法发放绩效(占总绩效80%)+点值法发放绩效(占总绩效20%)

➢护士点值法发放绩效=护士点单价×每个护士总点值

➢护士点单价=总绩效的20%÷所有护士总点值

➢护士总点值=护士执行点值+基础系数点值

➢护士基础系数点值：按照工作年限核定的基础系数点值×工作日数

其中，护士工龄第1年基础系数点值为3，10年内工龄每年递增1(包括10

年)；满10年后，每5年递增1个点值；质控组长、办公护士岗位在按工龄核算的点值上再额外加5个点值。每个月工作日数定为24天。

(2)绩效核算结果。

①医生组绩效考核结果。

在医生工作量统计的基础上，核算当月医生执行点值；再通过信息系统调出每个医生的判读项目的当月收入合计，当月判读项目收入合计乘以0.23得出判读点值；最后按照职称及工作日数得出每个医生基础点值；最后核算出医生点值绩效。

表2-35 2018年11月部分医生点值绩效

医生类别	执行点值	判读点值	基础系数点值	总点值	点单价/元	奖金/元
医生1(住院)	66	11743	192	12001	0.2	2400
医生2(住院)	66	9082	192	9340	0.2	1868
医生3(主治)	66	6428	240	6734	0.2	1347
医生4(副高)	66	2298	264	2628	0.2	526
医生5(正高)	168	40	288	520	0.2	104

②护理组绩效考核结果。

在护理工作量统计的基础上，核算当月护士执行点值；再根据工龄和工作日数得出基础点值；最后核算护理点值绩效。

表2-36 2018年11月部分护理工作量统计(样表)

单位:项

护理人员	静脉输液	加液	血糖监测	血氧饱和度监测	静脉注射	皮内注射	皮下注射	肌内注射	静脉采血	心电图	碳13	碳14	心功能	输液泵输液	吸氧	心电监测	动脉采血	静脉输血	输血加一组	灌肠	置胃管	胃肠减压	导尿	留置尿管	动态血压监测	胃电图	换药(小)	铺防褥疮垫	Ⅱ级护理	Ⅰ级护理	膀胱冲洗
护士1	166	290	56	4	54	5	2	6	24	15	47	2	5	320	3	9	6	2	1	0	0	0	0	0	2	3	1	3	172	14	2
护士2	162	206	80	4	43	5	4	9	17	6	13	0	1	343	2	2	0	4	0	0	0	0	0	0	0	3	1	0	180	13	2
护士3	247	257	147	3	109	4	0	8	32	18	12	2	0	322	3	6	4	7	2	0	1	1	0	0	0	0	5	0	238	35	0
护士4	184	178	90	2	54	3	1	10	26	8	4	0	0	346	0	0	0	1	0	2	0	0	0	0	1	0	2	0	158	8	1
护士5	118	51	121	1	33	5	1	0	8	12	9	0	3	386	3	2	3	1	0	1	1	1	0	0	0	0	5	0	246	21	0
护士6	195	336	97	2	57	1	0	0	5	9	17	0	1	387	0	8	0	8	0	10	0	0	0	0	2	0	7	0	215	20	0
护士7	181	331	75	2	96	6	0	7	9	16	9	3	4	364	4	3	1	3	0	3	0	2	0	1	2	1	8	1	178	14	5
护士8	190	418	87	0	155	11	9	10	36	19	22	0	1	380	8	5	1	5	23	13	0	0	0	3	3	3	7	3	228	23	8
护士9	257	163	75	0	144	2	0	11	47	6	2	0	0	0	0	2	1	2	1	0	0	0	1	0	1	0	0	0	232	18	0
护士10	73	527	97	6	154	1	0	3	35	20	8	0	5	356	4	7	0	7	9	28	0	0	1	0	0	1	6	0	223	17	0
护士11	241	250	141	2	102	1	1	5	17	16	11	2	0	320	0	0	0	0	0	0	0	0	0	0	0	0	0	0	216	14	0

表2-37　2018年11月部分护士执行点值(样表)

人员	心功能	输液泵输液	吸氧	心电监测	动脉采血	静脉输血	输血加一组	灌肠	置胃管	胃肠减压	导尿	留置导尿	动态血压监测	胃电图	换药(小)	铺防褥疮垫	Ⅱ级护理	Ⅰ级护理	膀胱冲洗	点值合计
护士1	118.75	12179.20	60.00	168.75	365.64	142.50	60.63	0	0	0	0	0	47.60	108.75	35.00	51.57	7170.68	1027.76	90.38	21627.21
护士2	23.75	13054.58	40.00	37.50	0	285.00	0	0	0	0	0	0	0	108.75	35.00	0	7505.20	951.63	90.38	22131.79
护士3	0	12255.32	60.00	112.50	243.76	498.75	121.26	0	65.00	45.88	0	0	0	0	175.00	0	9922.22	2626.49	0	26126.18
护士4	0	13168.76	0	0	0	71.25	0	88.26	0	0.00	0	0	23.80	0	70.00	0	6587.02	609.04	45.19	20663.32
护士5	71.25	14691.16	60.00	37.50	182.82	71.25	0	44.13	65.00	45.88	0	0	0	0	175.00	0	10234.90	1560.67	0	27239.55
护士6	23.75	14729.22	0	150.00	0	570.00	0	441.30	0	0	0	0	47.60	0	245.00	0	8942.51	1522.60	0	26671.98
护士7	95.00	13853.84	80.00	112.50	60.94	213.75	0	132.39	0	91.76	0	44.63	47.60	36.25	280.00	17.19	7399.98	1065.82	225.95	23757.60
护士8	23.75	14462.80	160.00	37.50	60.94	356.25	1394.49	573.69	0	0	0	133.89	71.40	108.75	245.00	51.57	9505.32	1712.93	361.52	29259.80
护士9	0	0	0	56.25	60.94	142.50	573.69	0	0	0	65.00	0	23.80	0	0	0	9661.66	1370.34	0	11954.18
护士10	118.75	13549.36	80.00	112.50	0	498.75	0	1235.64	0	0	65.00	0	0	36.25	210.00	0	9276.03	1294.21	0	26476.49
护士11	0	12179.20	0	0	0	0	1235.64	0	0	0	0	0	0	0	0	0	9005.04	1063.82	0	23483.70

表2-38　2018年11月部分护士点值绩效

护理类别	执行点值	基础系数点值	总点值	点单价/元	奖金/元
护士1(工龄1年)	21627	72	21699	0.04	868
护士7(工龄5年)	23758	168	23926	0.04	957
护士10(工龄8年)	26476	240	26716	0.04	1069
护士9(质控组长工龄8年)	11954	360	12314	0.04	493

护士点值绩效与医生点值绩效表现出趋同性,即工龄越高,点值绩效可能越低。这与点值法试点初衷相违背。问题背后的根源是什么呢?

(3)第一阶段存在的问题。

①医生组存在的问题。

第一,通过应用,我们发现内科医生的点值大部分都属于判读点值,执行项目点值相对较少,考核方式相对单一。第二,医生更多的时间用于收治新病人、书写病历、每日查房、办理出院等工作,而这些以活化劳动为主的医疗行为很少能够体现到医疗物价项目上(目前只有诊疗费一项收费项目),不能很好体现医生劳动价值。第三,高级职称医生,判读和操作点值少,如何核算更科学?

②护理组存在的问题。

第一,有些操作,比如心电监护、吸氧、微量泵输液等,不能收费。而这些操作符合(时间、技术、强度、风险)考评技术要求,应作为护士的工作量进行考评统计。第二,也存在护士在临床中做了大量工作却没有相应点值(患者入科住院期间、出院等健康教育,护士巡视病房、书写护理记录、配药、发口服药、晨晚间护理等)的问题。第三,护士没有判读费?哪些内容可纳入判读?

因此，消化内科进行了第二阶段的试点工作（改进工作）。

2.第二阶段

通过前期应用，发现仅仅把收费的执行项目和判读纳入点值计算，考核项目太过单一，没有达到科学、客观、公平的考核原则。同时，小组成员还发现临床工作中，因病人病情轻重不一，医生、护士所花的时间、工作强度、风险程度、应用的技术差别很大；在科室应用新技术跟应用一个成熟技术相比，所花费的时间更多、工作强度更大；科室内镜中心的医护绩效未纳入点值法考核，造成科室存在两套考核方案。

第二阶段，消化内科采取了以下改进举措：

（1）增加未收费的间接工作量执行项目点值。

点值法分配小组成员通过头脑风暴法，列出医生护士没有收费的执行项目，通过专家咨询，小组成员反复修订、补充、完善，根据时间消耗、技术投入、劳动付出、风险压力综合评估，确定医生间接工作量执行点值计算项目为收病人数、二级护理床位数、危重病人床位数等；护士间接工作量执行点值计算项目为二级护理病人数、危重病人数等。计算后，将其纳入每个医护人员当月的总点值进行核算。这样的核算将医生护士所管的危重病人单列出来，加大治疗护理危重病人对应的点值；同时对科室新开展的技术项目，有些虽能收费但不能很好体现医护劳动价值的项目（如会诊）也适当提高点值；将护士按小时收费的部分项目纳入判读点值（如心电监护、外周微循环监测等总费用×0.23）。总体来讲，间接工作量点值形成有以下三个步骤：

第一步：增加未收费但每天医护花大量时间执行的项目，如收治病人、每日查房、办理出院、管理危重病人数等。第二步：小组讨论确定间接工作量执行项目，如收治病人数、管床数、危重病人数、护理病人数等。第三步：综合评估操作时间、技术水平、工作强度、技术风险，确定间接工作量执行点值，计算出相应点值。

表2-39　间接工作量点值生成过程

项目名称	操作时间		技术水平		工作强度		技术风险		点值
	测时/分钟	评分	评级	评分	评级	评分	评级	评分	
管床数	20	20	2级	30	2级	10/20	2级	30	28.75
收治病人数	40	40	2级	30	2级	10/20	2级	30	31.25
危重病人数	80	80	5级	85	4级	20/40	5级	85	73.44
会诊数	10	10	2级	30	2级	10/20	2级	25	25.94

(2)改进绩效分配公式，增加间接执行项目点值。

间接工作量总点值涉及的工作量为：管床数、收治病人数、危重病人数、护理病人数等工作量。根据时间消耗、技术投入、劳动付出、风险压力等综合评估来确定点值。将间接工作量引入绩效分配公式：

➢医生绩效总额=未纳入点值法发放部分+医生点单价×总点值(执行项目点值+判读点值+基础系数点值+间接工作量执行点值)

➢护士绩效总额=未纳入点值法发放部分+护理点单价×总点值(执行项目点值+基础系数点值+判读点值)

(3)内镜中心医护点值绩效核算。

内镜诊治项目点值形成方法与第一阶段相同，根据时间消耗、技术投入、劳动付出、风险压力综合评估，获得每个检查治疗项目的点值。同时，分别统计内镜中心医护人员当月工作量，计算每个医护执行总点值、对应绩效数额，得到医护人员点单价，奖金核算到人。

表2-40　内镜中心部分医护人员当月执行项目数工作量统计

医生	胃镜检查/项	胃镜下氩离子凝固治疗/项	胃镜下黏膜切除/项	胃镜下黏膜剥离治疗/项	胃镜下取异物/项	胃镜下支架植入/项	肠镜检查/项	肠镜下氩离子凝固治疗/项	肠镜下黏膜切除/项	经肠镜止血/项
医生1	307	54	1	1	2	1	139	26	0	1
医生2	250	43	2	0	1	0	88	26	4	1
护士1	150	25	1	0	1	1	65	12	0	1
护士2	157	29	0	1	1	0	74	14	0	0

表2-41　内镜中心当月工作量点值统计——以医生1为例

测项	胃镜检查	胃镜下氩离子凝固治疗	胃镜下黏膜切除	胃镜下黏膜剥离治疗	胃镜下取异物	胃镜下支架植入	肠镜检查	肠镜下氩离子凝固治疗	肠镜下黏膜切除	经肠镜止血	合计
执行项目数/项	307	54	1	1	2	1	139	26	0	1	532
点值	51.4	59.9	75.9	92.1	73.2	80.9	58.8	57.3	66.8	63.5	——
总点值	15779.8	3234.6	75.9	92.1	146.4	80.9	8173.2	1489.8	0.0	63.5	29136.2

表2-42　内镜中心部分医护人员当月绩效核算

医生类别	执行点值	基础系数点值	总点值	点单价/元	点值绩效/元
医生1(主治医生)	29136	240	29359	0.08	2349
医生2(副主任医生)	22632	264	22896	0.08	1832
护士1(工龄6年)	14002	192	14194	0.12	1703
护士2(工龄11年)	15117	312	15429	0.12	1851

(4)绩效核算结果。

①医生组。

首先,统计医生间接工作量,包括管床数、收治病人数、危重病人数、会诊数。

表2-43　2019年4月部分医生工作量统计

单位:人次

项目类别	医生1(住院)	医生2(住院)	医生3(主治)	医生4(副高)	医生5(正高)
管床数	376	382	359	92	120
收治病人数	47	49	42	0	0
危重病人数	32	22	35	12	25
会诊数	9	27	43	68	48

其次,计算医生工作量点值。

表2-44　2019年4月部分医生间接工作量点值

项目类别	项目点值	医生1(住院)		医生2(住院)		医生3(主治)		医生4(副高)		医生5(正高)	
		项目数/项	总点值	项目数/项	总点值	项目数/项	总点值	项目数/项	总点值	项目数/项	总点值
管床数	28.75	376	10810	382	10983	359	10321	92	2645	120	3450
收治病人数	31.25	47	1469	49	1531	42	1313	0	0	0	0
危重病人数	73.44	32	2350	22	1616	35	2570	12	881	25	1836
会诊数	25.94	9	233	27	700	43	1115	68	1764	48	1245
工作量点值		14861		14830		15318		5290		6531	

表2-45　2019年4月部分医生直接工作量点值

	医生1(住院)	医生2(住院)	医生3(主治)	医生4(副高)	医生5(正高)
胸腔穿刺术	1	0	0	0	0
肛门指检	4	2	2	1	1

续表

	医生1(住院)	医生2(住院)	医生3(主治)	医生4(副高)	医生5(正高)
深静脉穿刺置管术	0	0	2	3	0
腹腔穿刺术	1	2	2	0	0
胶囊内镜检查	1	0	0	0	0
胃镜检查	0	26	78	144	188
胃镜下APC治疗	0	15	32	92	132
胃镜下EMR治疗	0	0	0	1	2
胃镜下取异物	0	0	0	2	1
胃镜下支架植入	0	0	0	0	1
肠镜检查	0	0	26	85	88
肠镜下APC治疗	0	0	7	42	40
经肠镜止血	0	0	0	1	2
工作量点值	261	2234	8186	22948	25486

表2-46　2019年4月部分医生点值绩效

医生类别	执行点值		判读点值	基础系数点值	总点值	点单价/元	点值绩效/元
	间接工作量点值	直接工作量点值					
医生1(住院)	14861	261	10546	192	25860	0.08	2069
医生2(住院)	14830	2234	9735	192	26991	0.08	2159
医生3(主治)	15318	8186	9864	240	33608	0.08	2689
医生4(副高)	5290	22948	7469	264	35971	0.08	2878
医生5(正高)	6531	25486	6895	288	39200	0.08	3136

最后，核算医生点值绩效。核算结果表明，医生1和2的点值绩效分别为2069元、2159元，医生3为2689元，医生4为2878元，医生5为3136元。表明职称越高，点值绩效越高，符合实施点值法的初衷。

②护理组。

首先，统计护士工作量及判读点值(如按小时收费项目：心电监测、氧气吸入、输液泵辅助输液等)，再核算点值绩效。护士点值绩效核算结果显示，工龄1年护士1点值绩效为1864元，工龄5年护士7为1895元，工龄11年护士10为2068元，质控组长护士9为2105元。表明工龄越高，点值绩效越高，符合实施点值法的初衷。

表2-47　2019年4月部分护士点值绩效

护理类别	执行点值	判读点值	基础系数点值	总点值	点单价/元	点值绩效/元
护士1(工龄1年)	45976	548	72	46596	0.04	1864
护士7(工龄5年)	46519	671	192	47382	0.04	1895
护士10(工龄11年)	50624	773	312	51709	0.04	2068
护士9(质控组长工龄8年)	51616	651	360	52627	0.04	2105

(五)优劣简要评价

1. 优点

一是从操作时间、技术水平、工作强度、技术风险等几个维度对医护的工作进行点值量化,更具有公平性、科学性。二是点值量化考核体现了医护人员的劳动价值,鼓励多劳多得,难度系数、风险系数越大,时间越长、劳动强度越大,点值越高。这种考核提高了医护人员工作积极性。

2. 尚存问题

一是部分工作量点值的确定尚需不断改进。如医生花大量时间抢救危重病人、书写病历,这部分工作点值需不断改进。二是部分收费项目不能体现劳动价值。如护士抢救病人时使用简易呼吸器持续辅助通气;病床上为病患洗发、擦浴,花费大量时间,收费太低。三是如何用点值法合理评判内镜中心工作操作的难易程度。四是病房管床医生及内镜中心医生均通过点值法核算绩效,但核算方法仍然比较粗糙,点值计算需要更公平、更科学。五是工作量计算比较烦琐,尤其是一个工作由几个人完成,点值计算怎样体现公正、效率？六是如何与“五对接”体系更好地结合？尤其在是DRG付费开始执行后。

(作者:张培林、刘宪、程伟、皮星、郑万会、张云、谭华伟、叶江川、蒋明东、游倩、江才明、陈维、冯裕星、汪克丽、程吉英、李铁军、李红樱、宋建宁、袁晓英、陈玉英、邹显玲、王丹、吕毕、王力思、陈渝、黄春晓、袁敏、徐中林、李金美、苏琦、杨莉、李昌平、王海、陈胜强、曾丽芳、于雪)

参考文献

[1]于挺,万亚平,司文,等.RBRVS的兴起与发展对我国社会医疗保险支付的政策启示[J].中国卫生政策研究,2018,11(9):15-23.

[2]黄山,夏聪,谭剑,等.基于量化的绩效考核模式在美国的应用及其启示[J].卫生经济研究,2017(7):21-24.

[3]Hsiao WC,Braun P,Dunn DL,et al.Resource-based relative values:an overview[J].JAMA,1988,260(16): 2347-2353.

[4]Hsiao WC,Braun P,Dunn DL,et al.An overview of the development and refinement of the resource-based relative value scale:The foundation for reform of U.S. physician payment[J].Med Care, 1992,30(11S):1-12.

[5]Hsiao WC,Braun P,Kelly NL,et al.Results,potential effects and implementation issues of the resource-based relative value scale[J].JAMA, 1988, 260(16): 2429-2438.

[6]Hsiao WC,Becker ER.Paying physicians according to their resource-costs: the development of a resource-based relative value scale[J].Health Policy,1989,12(3):257-61.

[7]Hsiao WC,Braun P,Yntema D,et al Estimating physicians' work for a resource-based relative-value scale[J].N Engl J Med,1988,319(13):835-841.

[8]Hsiao WC,Yntema DB,Braun P,et al.Measurement and analysis of intraservice work[J].JAMA,1988, 260(16): 2361-2370.

[9]Hsiao WC,Couch NP,Causino N,et al.Resource-based relative values for invasive procedures performed by eight surgical specialties[J].JAMA,1988,260(16): 2418-2424.

[10] 张培林,颜维华,高小玲,等.我国台湾地区RBRVS实践路径及其政策启示[J].卫生经济研究,2020,37(1):28-32.

[11]杨志良,陈琇玲,徐慧娟,等.探讨三种支付标准相对值方法:美国RBRVS、健保局模式、台大台中模式之比较[J].台湾医界,2002,45(9):50-55

[12]黄元惠,张北叶,洪志洋,等.以模糊多准则决策模式建立一般外科手术支付标准[J].台湾医学,2005,9(3):323-331.

[13] 王冬，黄德海．非营利性医院的企业式经营：向长庚医院学管理[M]．北京：化学工业出版社，2014.

[14]颜维华，谭华伟，张培林，等．我国公立医院内部绩效管理的 RBRVS 实践[J]．卫生经济研究，2018(12)：47-51，54.

[15]彭望清，朱胤．绩效革命[M]．北京：光明日报出版社，2013.

[16]欧阳明，李虹，王冬．基于医疗服务项目的医师劳务价值评价指标体系的构建及初步应用[J]．中国卫生事业管理，2016(3)：164-166.

[17]郑基华，吴正一，崔迎慧，等．基于RBRVS 的临床医师绩效分配模式指标体系构建研究[J]．中国医院管理，2017，37(12)：15-18.

[18]张培林，颜维华，谭华伟，等．重庆市医疗服务价格动态调整的现实困境和推进路径研究[J]．卫生经济研究，2019，36(10)：25-29.

[19]杨振然，谭华伟，吴开明，等．重庆市公立医院成本核算实践的问题与对策[J]．卫生经济研究，2018(6)：49-52，57.

[20] Finkler SA，Ward DM，Baker JJ，et al.Essentials of cost accounting for health care organizations[M]3th ed.Massachusetts：Jones and Bartlett Publishers，2007.

[21]Trung QV，Usa C，Minh VH，et al.Hospital Cost Analysis in Developing Countries：A Methodological Comparison in Vietnam[J].Asian Journal of Pharmaceutics，2018，12(Special Issue)：8-18.

[22]Tsilaajav T.Costing study for selected hospitals in the Philippines[EB/OL].(2009-03-01)[2019-06-30]，https：//www.doh.gov.ph/sites/default/files/publications/CostingStudySelectedHospitalsPhilippines.pdf.

[23]谭华伟，张培林，颜维华，等．医疗成本核算方法的国际经验及启示[J]．卫生经济研究，2020，37(2)：21-24，27.

[24]谭华伟，张培林，姚旭，等．公立医院医疗项目作业成本核算方法实践研究[J]．卫生经济研究，2018(10)：41-46.

[25]Tan SS，Rutten FFH，van Ineveld BM，et al.Comparing methodologies for the cost estimation of hospital services[J].Eur J Health Econ，2009(10)：39-45.

[26] Raulinajtys-Grzybek M. Cost accounting models used for price-setting of health services：An international review[J].Health Policy，2014，118(3)：341-353.

[27] Tan SS，Geissler A，Serden L，et al.DRG systems in Europe：variations in cost accounting systems among 12 countries[J].EJPH，2014，24(6)：1023-1028.

[28] Hendriks ME, Kundu P, Boers AC, et al.Step-by-step guideline for disease-specific costing studies in low-and middle-income countries: a mixed methodology [J]. Global Health Action, 2014, 7(1): 23573-23583.

[29]张培林,颜维华,高小玲,等.基于RBRVS的公立医院内部绩效管理指标体系研究[J].卫生经济研究,2019,36(12):14-17.

[30]王志刚,潘莉,蔡静.RBRVS和DRGs与医院常用绩效评价方法的比较研究[J].中国医疗管理科学,2016,6(1):14-22.